[德]克里斯托夫·瑞格尔 著

[德]徐菲·施莱克 译

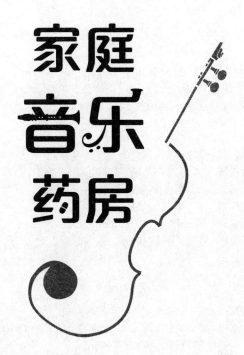

家庭音乐药房

贵州出版集团
贵州人民出版社

图书在版编目（CIP）数据

　　家庭音乐药房 /（德）克里斯托夫·瑞格尔著；
（德）徐菲·施莱克译. -- 贵阳：贵州人民出版社，
2023.12
　　ISBN 978-7-221-17897-8

　　Ⅰ.①家…　Ⅱ.①克…②徐…　Ⅲ.①音乐疗法
Ⅳ.①R454.3

中国国家版本馆CIP数据核字（2023）第173027号

著作权合同登记号：图字22-2023-107

JIATING YINYUE YAOFANG

家庭音乐药房

［德］克里斯托夫·瑞格尔　著　　［德］徐菲·施莱克　译

出　版　人　朱文迅
出版统筹　戴　俊　田　军
策划编辑　田　军　祁定江　王　娜　丁林枫
责任编辑　李　康　田　军
特约编辑　刘　锋
封面设计　今亮后声·赵晓冉　闫　磊
责任印制　蔡继磊

出版发行　贵州出版集团　贵州人民出版社
地　　址　贵阳市观山湖区中天会展城会展东路SOHO公寓A座
印　　刷　天津行知印刷有限公司
版　　次　2023年12月第1版
印　　次　2023年12月第1次印刷
开　　本　880毫米×1230毫米　1/32
印　　张　10.75
字　　数　254千字
书　　号　ISBN 978-7-221-17897-8
定　　价　48.00元

前 言

关于克里斯托夫

　　"天地皆可消失，但是音乐，音乐，音乐却会永存……"

　　我们大家都唱过和听过这首《卡农》曲，若不是之前民间唱出来的，那它可能就是克里斯托夫·瑞格尔自己编造的。

　　我的朋友克里斯托夫·瑞格尔是一位纯粹的音乐家。钢琴的52个白键和36个黑键就是他双手和双臂的延伸工具，别无其他。在我俩交谈时，我总会感到好奇，他只是用语言来表达，而不是把乐曲唱出来。不过我敢肯定，他是在用音符进行思考。

　　他的整个存在都是音乐。他过着小调的日子，也过着大调的日子。同他在一起的时候，我经常碰到的不是无与伦比的鸟儿鸣唱，就是九泉之下特利斯坦死后的喃喃低语。他的生活有时如音乐中的快板，有时如行板，而最多的时候如活跃的快板。

这本《家庭音乐药房》的作者知道他在说什么。仅有一点就能把他与其他睿智的书的作者区分开来，那就是，对克里斯托夫·瑞格尔来说，音乐就是生命的同义词。音乐对他来说也是良药。宽慰心灵的音乐？无疑，要是你向音乐药剂师瑞格尔教授问及适合的良方的话，那么你就可以翻阅这本书。

"音乐并不经常使人感到美，因为它总是和噪音连在一起。"威廉·布什[1]预料到，我们的时代有朝一日将会出现严重的环境污染。如果成千上万的无线电波，数以百万计的唱片、录音磁带从早到晚向我们的耳朵灌送刺耳的尖啸和隆隆重击声，难道这还叫作音乐吗？

克里斯托夫·瑞格尔这位土生土长的萨克森人，成长过程中曾是莱比锡"托玛纳男童合唱团"的一员。赋格艺术[2]就是他的第二天性。我可以想象，克里斯托夫·瑞格尔是一位巴洛克时代的人；一位规矩地戴着卷曲假发、穿着镶金边燕尾服的宫廷乐队指挥。

然而，我们本书的作者当然是一个现代人，也是一位音乐家和音乐教育家。他能够令人神往地按照乐谱或者即兴演奏乔治·格什

1　威廉·布什（Wilhelm Busch，1832—1902）：德国具有影响力的幽默诗人和素描家。
2　盛行于巴洛克时期的一种复调音乐体裁。赋格音乐开始时，一个声部先奏出富于特征的短小旋律，叫作主题；接着，另一声部奏出与主题形成对位关系的旋律，叫作答题。之后主题及答题在不同声部中轮流出现。著名的有巴赫的《赋格艺术，作品BWV1080》。

文[1]的音乐，此外，他还是一个爵士乐的演奏者，此时奥斯卡·皮特森[2]有可能成为他的朋友。他也属于那些为数不多的人，这些人知道无调性音乐[3]将走入死胡同以及为什么会如此。

在我的家庭及旅行药箱里，我能找到什么？一些减缓疼痛的东西，稳定情绪的东西，一些强化我心脏律动的东西，一贴膏药，以及那些治疗胃酸过多的药片，诸如此类的这些会起到缓解作用……我就此打住，我们不想去更详细地探究它。

克里斯托夫·瑞格尔的《家庭音乐药房》提供了抚慰心灵的良方。谁要到其中去翻寻，定会为各种心情和烦恼找到一些东西，并且会很快发现，我们的药剂师属于那种难得的良医，他们的魔幻妙方都是用自己的身体和心灵亲身尝试过的。

在结束这篇短序时，我承认：我自己也非常想成为一个音乐家。在所有艺术种类里，音乐是最神奇的艺术——它可以达到至高的境界，也可以进入心灵的最深处。所有克里斯托夫·瑞格尔出版的书籍都如此。他的这本新书是一部引人入胜且令人信服的即兴作品。

"天地皆可消失……"

1　乔治·格什温（George Gershwin, 1898—1937）：美国作曲家。代表作《波吉与贝丝》《一个美国人在巴黎》。

2　奥斯卡·皮特森（Oscar Peterson, 1925—2007）：加拿大爵士钢琴家。代表作《哈考特的夜晚》《为了南非和平》。

3　无调性音乐是现代音乐的一种重要流派与表现形式，以全音阶作为其音阶形式，即无主音，12个音对等，没有主和弦与正三和弦体系，任何组合均可构成和弦，没有调性音乐具有的调式、和声指向性。

序

将光带进人的心灵深处——这是艺术家的职责。

——罗伯特·舒曼

女士们，先生们，亲爱的音乐朋友们！

"Musica animae levamen"——音乐乃心灵之良药——这句话镶刻在一些意大利文艺复兴时期的古钢琴上。我引用了这句话，取其字面意思，并借此推荐针对人们日常苦恼的合适音乐。乍一看，这显然有些主观，但在某种程度上，它是应该的，也是必需的。如门德尔松所说，由于音乐拥有的"多重意义的具体性"，因此它能够对个人最私密的状态产生作用。它只作用于心对心，个人对个人的状态。另一方面，音乐的话题提供了一定的共识，相近于精神交流的先决条件。

在这里请允许我先说明一下：我们高度发展的社会其最根本的弊端是孤独。谁只要喜爱音乐，让音乐融入于他的生活，他就决不会孤独。由此他就被置身于一个最好的社交之中——在这个社交群中都是感情丰富、与人为善、有爱心的人，因此也是最值得敬爱的人。

我向您许诺了一个家庭音乐药房，而不是一个医院的急诊门诊，更不是住院病房的医疗诊治。这些治疗病情也不包含纯生理方面的病痛，但许多生理病症却是由心灵上的问题所造成的！因此我不揣冒昧地采用一些关键词，它们大都涉及一些紧急状态或是亟待解决的状况，同时也采纳了少数"家庭常备药"，如一般的家庭药箱里常备的蜂蜜、茴香等诸如此类的药品。

在选择音乐和对其解释的过程中，我主要采用了两种方法。第一种是所谓的同质原理的方法，这是一种音乐疗法。根据这种方法，在减轻某些特定的病痛时，不得选用异质音乐[1]，而要选用同质的音乐，慢慢地从该音乐过渡到所希望的缓解痛苦的音乐。第二种方法是一种非常明显的类比法，这种方法迄今几乎还未得到应用。音乐产生于特定的情景，而作曲家在作曲时的心理状态对此十分重要，感谢音乐史方面的研究，让今天的我们在一定程度上对此有所了解。另外，还应尽可能地尝试在各个作曲家的生平传记中为那些相关的关键词找到类似情景，同时从他们的创作中挑选出合适的作

1　音乐治疗术语。即音乐的特征与干预对象情绪的特征相悖。例如，对象的情绪是忧郁的，那么异质音乐就是欢快的。反之，对象的情绪是愤怒狂躁的，那么异质音乐就是平静舒缓的。

品。选出的音乐作品时而会是仅五分钟长短的作品。因为我认为重要的是不仅要包括大型的管弦乐作品，而且还要有源远流长的经典音乐，这些经典音乐的普及程度就证明了它们的生命力。同时，还有德语艺术歌曲的丰富宝藏：波恩的路德维希·凡·贝多芬、维也纳的弗朗茨·舒伯特、茨维考的罗伯特·舒曼，汉堡的约翰内斯·勃拉姆斯、斯戴尔马克的雨果·沃尔夫，以及慕尼黑的理查德·施特劳斯等都创造了大量的德语艺术歌曲。

所提及的音乐，您大都会从播放器里听到，播放器里也会播放其他的音乐作品或乐章，就此您能够有机会熟悉这些音乐。我会暗暗尝试在您听音乐时用特定的方法激发您的音乐品位，使您能够用自己独特的方式在音乐王国里尽情享受……

也许您有幸自己能够演奏乐器，如果是这样，您就有了最理想的方式进入音乐艺术宝库了。当然还有其他的方式，您肯定常常去听音乐会，这是非常重要的。因为演奏乐器是一种需要沟通的事情，应该永远都要做好"新鲜的准备"，为了让人感到垂涎欲滴，就得采取"饭桌边的现场烹饪"。但在我们的话题中，为了家庭音乐药房的效果，我们不得不通过播放器来听音乐，由此在这里我们应该感谢这种技术，除了那些有问题，甚至危险的发明之外，这种技术给我们提供了前人想都不敢想的聆听音乐的机会。音频技术还能够让我们长久地去听一个音乐作品，直到它沁入我们的内心深处，成为我们内心的聆听财富。

音乐是一条直接进入潜意识王国的通道。我们应努力有意识地去对待它。对于我们的心理卫生，这正是一个无与伦比的绝佳选择，因为在今天，我们不去提问就吞下很多没有营养价值的食物，人们也很少能够抵御那些难以抗拒的音乐灌输；那些伪劣的音乐垃圾作品，轻率的、无忧无虑的消费一再受到鼓励。所有人都在谈论被动吸烟的问题，但却没有听到一个组织出来反对被迫接受的声响。

为了避免误解，在此特别说明：我赞赏有趣和谐的轻音乐以及充满活力的精致爵士乐，我只区分好的和差的音乐。好和差的界限交织在不同形式的音乐中。有十分乏味的古典音乐，也有令人感到非常紧张的轻音乐。我之所以主要关注古典领域的音乐，那是因为古典音乐一般拥有更多能触及人的精神和心灵的潜力，并且古典音乐更具条理和系统性，因而它更为持久，不会过时。因此，古典音乐特别适合整理我们的内心生活，强化我们的心灵能量，深化我们的情感。

衷心欢迎您涉猎我们的"音乐良方"，并在这里得到"情感教育"。

克里斯托夫·瑞格尔

目 录

离　别

我欲何往？

我欲，

我欲漫步群山中……

——古斯塔夫·马勒《大地之歌》

离别这一事态具有它的两面性。因为对绝大多数人来说，"永远"的离别也只是一种中断，不管他们是否信奉一种宗教，或者相信转世之说，或者干脆就是有一种感觉，那就是死亡并非是一切的结束。在我们日常语言中，离别的表达形式是"再见"，这种表达并非只存在于德语语言中。在这个表达中包含着慰藉、下一次能再见的喜悦。

辩证地看，离别甚至可以是一种机会，和自己的伴侣（暂时地）分开。通过分离产生了距离，使两人能够重新体验、评价、重新看待他们之间的关系。暂时的失去对方使两人的关系变得清晰，并为新的开始提供了先决条件。自然，对方总会带走生活的一部分。然而谁要不离开，也就不会重新再来。离别创造了人类最珍贵的财富之一：回忆。在离别的状态下，您变得特别敏感，此时是您进入奇妙无比的音乐世界最好的时机。因为就像在音乐世界里一样，此时在你的精神世界里，空间和时间也不复存在。你们有共同喜爱的音乐吗？或者你们是在一段特别的乐曲中相识？

在音乐中，既有欢快的离别，也有悲伤的离别。悲伤的离别要多一些。让我们先从欢快的离别说起。

在德国脚踏实地的"巴赫"家族中，就有一个非常特别的例子。家族中有一个人要去国外，而且是要到一个因从事战争而出名的国王那里去，在离别时，未成年的约翰·塞巴斯蒂安·巴赫为他亲爱的兄弟写了一首《钢琴随想曲》，那是一首充满乐趣的、由一连串明快地变换着欢愉情绪的乐句构成的曲子。兄长雅各布要去瑞典国王卡尔七世那里，并随国王开拔到伊斯坦布尔。那些图林根的表兄妹们惊讶地将雅各布视为极乐鸟。

约瑟夫·海顿的《告别交响曲》让那位公爵明白，交响乐队的乐手们也是人，也需要休假。整首乐曲所表现的内容显而易见：在结尾处，乐器的声音逐渐消失，直到乐曲出现空白，或者说，乐队演奏员都逐渐离场，只剩下两位孤独的小提琴演奏家收起他们的乐谱，这时灯光也熄灭了……厄斯特哈茨公爵终于明白乐曲的含义，并给海顿及乐队队员放了假。

在路德维希·凡·贝多芬的32首钢琴奏鸣曲当中，有三个乐章组成的奏鸣曲，名为"让我们说再见"。最新的研究表明，离别之后是思念，然后是最终的重逢。1810年，作曲家将那首作品献给了他的学生——鲁道夫公爵。在当时，这位公爵因为战争事务经常要离开维也纳。如同以往男人之间的离别，有的只是有力的握手、情绪高涨的挥手。"离别"在此不会引起太深的痛苦。欢庆欢快的乐曲结尾部分让人们把之前的离别抛入脑后。

然而，较之于离别的虚伪的欢乐场面，作曲家们更有兴趣表现离别时黯然忧伤的一面。

不足为奇，歌德的《图勒王》就使四位赫赫有名的作曲家从中获得了创作的灵感。这四位作曲家是：约翰·弗里德里希·莱查德[1]、弗朗茨·舒伯特、卡尔·弗里德里希·蔡尔特[2]和弗朗茨·李斯特。最早为这首结构对称、安静、平稳的多段体艺术歌曲谱曲的是蔡尔特。作曲家没有过多地依据叙事和戏剧性的事件，而是更多地突出了那位国王盼望在他死后即将和他的爱人重新结合时而感受到的那种内心的安宁。他们相结合的象征物——她在临死前给他的那个金杯，将和他一起消亡。

> 他看着它坠落，装满海水
>
> 然后深深地沉入海底。
>
> 仿佛那双眼睛在使它下沉；
>
> 从此再不能饮到一滴水。

描绘类似心情；而且使之更强烈地深入人心，是海因里希·海涅的诗歌《死亡，这个清凉的夜》（参见本书"死亡"一章）。约翰内斯·勃拉姆斯根据这首诗谱写的歌曲召唤着两个世界的情感：一种是疲惫者那舒缓而平息的情感，另一种是欢乐的、满腔热血的、炽热的夜莺的歌唱，这是生命之声，爱的歌唱。

---

1 约翰·弗里德里希·莱查德（Johann Friedrich Reichardt, 1752—1814）：德国作曲家、作家、乐队指挥。曾为歌德、席勒等作家的诗歌谱曲。

2 卡尔·弗里德里希·蔡尔特（Carl Fridrich Zelter, 1758—1832）：德国作曲家。他是歌德的音乐咨询人，为其200多首歌词谱曲。

死是清凉的夜，

生是闷热的白天。

天黑了，我要睡了，

白天使我困倦。

我床上长起一株树，

小夜莺在里面唱着；

她唱纯粹的爱情，

我在梦中也听得见。

　　理查德·施特劳斯是一位具有特质的作曲家，尤其是在自然音乐上，晚年时，他能够回顾自己丰富充实的、身心健康的生活。人到老年的时候会看到，那个他们赖以生存的世界逐渐在沉沦。在某种程度上，这种残留的、惆怅万分的痛苦感觉是一种对"高龄"恩典的代价（在身体基本健康的前提下）。理查德·施特劳斯就获得了这种恩典。81岁的时候，他写下了那首由23件弦乐器演奏的《变形》，此时正值二战，德国在做垂死挣扎；他那些宏伟的演奏场地都被炸弹一一摧毁，这些演奏场地是：德累斯顿、柏林和维也纳歌剧院。

　　斯蒂芬·茨威格是《沉默的女人》的编剧，三年后他就在流亡中结束了自己的生命。作曲家看到自己的朋友们在消失，他的时代在沉沦。音乐中，作曲家表现出了对战争创伤的悲叹主题，这一主题的表现不单单在一个概括性的标题"慕尼黑的悲哀"中,它甚至也出自众所周知、耳熟能详的贝多芬《英雄交响乐》开头那一段葬礼进行曲中……那是在跟那个时代、生命里的秋天,以及跟文化的余晖告别。施特劳斯对此将贝多芬、瓦格纳和自己新古典主义的、具时代特征的音乐语言系统性地结合在一起:一个总结,正如一个获得了恩典的艺术家所能做出的回顾那样,它是一个具有丰富内涵的临别赠品。

柴科夫斯基在他生命的最后几年里仍对年轻的谢尔盖·拉赫玛尼诺夫[1]及其艺术生涯十分关心。很快,这个年轻人就崭露头角,如当时人们所说,他"在三个方面都才华横溢",独当一面(杰出的钢琴家、多领域的作曲家,以及著名的指挥家)。然而,45岁的时候,十月革命迫使他不得不放弃一切,从头开始。1931年,他在美国差不多已生活了15年。在这段时间里,他非常成功地融入了美国社会。1917年,他一夜之间被迫逃离故乡,在此之后,他再没能见到自己的故乡。在这一年里,拉赫玛尼诺夫创作了令人感动的《科莱里主题变奏曲》。这部乐曲体现了平淡、睿智、思念之情,也包含了放弃、渐行渐远、最终悄然无息的心境。它的主题本来不是科莱里,只是作曲家碰巧在科莱里那里找到了这个主题。事实上,该主题来自伊比利亚的民间艺术,后来形成了一首叫作《弗利亚》的民歌,由于这首民歌表现出适度的伤感,因而被许多作曲家采纳并加以变化。尽管这部乐曲显

---

1 谢尔盖·拉赫玛尼诺夫(Sergei Rachmaninoff, 1873—1943):俄国钢琴家、作曲家、指挥家。

而易见地表达了告别之情，但这位作曲家还继续生活了12年……

"万般无奈""无上的哀愁"，这些荒诞的表达，初看起来，在那幕悲伤离别的芭蕾舞剧里包含着一种明确的含义，这部剧便是：谢尔盖·普罗科菲耶夫作曲的《罗密欧与朱丽叶》。在第二组曲中有两个乐章表现了"生离死别之前的罗密欧与朱丽叶"和"罗密欧在朱丽叶的墓穴中"，这里已能让人听出切肤之痛，罗密欧晚来了一步，发现了被误认为已经死去的爱人。

还有一种离别来自外部，来自过剩，来自琐碎，来自噪音与喧哗。弗里德里希·吕克特在他的诗中这样写道："世界遗落了我"，古斯塔夫·马勒于1905年为这首诗谱了曲，诗歌的结尾部分如下：

> 我已死于这个尘世的混浊
> 并安居于一个宁静的处所！
> 我独居于我的天堂，
> 于我的爱，于我的歌。

没有一个交响乐作曲家能像马勒这样如此深入地以音乐的形式来表达离别和死亡这类的阴暗主题。在他的《第四交响曲》中，他以一种"轻松舒缓的方式"表现了"死神"的到来（用小提琴奏出一种特别苍白、不真实的高音）。但是死亡的出现在这里并非具有威胁性，它并非是生命的敌人，而是作为解脱者和朋友。值得注意的是这个乐章的交响乐背景：先奏出的是一种特别愉悦的快板，随后是一段安静的、深切的柔板。死亡被置于绝对的宁静与安宁中。哲学上明确的意思是，死神被视为朋友，能够给人们带来永久安宁的朋友。

在马勒的《第九交响乐》中，在开头的乐章中象征性地表现了戏剧性的冲突。而在第四乐章里，按照布鲁诺·瓦尔特的描述，在这里表现出"一种安详的告别"："没有苦涩的悲剧，一种荡漾在离别的悲痛与对天堂之光的感悟的特殊心境之中……是一种崇高的形式改变。"

马勒那部划时代的（更确切地说，终结一个时代的）加入了人声的交响乐《大地之歌》，在最后一个乐章里，他展现了在自己艺术长廊中有关告别主题的顶峰，无论是表现与所爱的人告别，还是表现与生命告别。这部声乐交响曲的歌词是采用的由汉斯·贝特格翻译的中国唐诗，该译文发表在他当时流传广泛的诗集里。"告别"的主题完满地赋予了一种永恒尘世的情感。

夕阳沉没于山岳，
夜幕低垂于群壑，
夜色黑暗，清凉似水……

大地在休眠中深沉呼吸。
所有渴望融入梦寐；
劳累的人拖着脚步回家，
在睡梦里返回

遗忘的青春和喜悦……

鸟儿在枝头静静栖息，
世界沉沉入睡……

我去哪里？我去山间漫游，
为我孤寂的心寻找安慰。

我要返回故乡，我的家园，
永不在外漂泊流连。
我心已宁静，等候生命的终点。

可爱的大地，年年春天
何处没有芳草吐绿，百花争妍！
地平线上永远会有曙光升起，长空湛蓝，
永远……永远……

　　这充满安慰、诉求般的词语"永远"在诗歌中重复了14遍，它婉转地表达了生死不断的循环交替。同样，孤独者冷静期待的"时光"也没有终结。它是进入那伟大的、壮丽而又简单的存在循环的入口……

变　老

为以前米兰音乐家而准备的我的养老院。

——老年威尔第答复什么是他最好作品

12岁，当我第一次登台演出时，
人们说：他这个年龄是多么不寻常啊！
今天他们依然这样说。

——82岁的钢琴家威廉·贝克豪斯说

我们今天生活在这样一个时代里，年迈在这里不被看成是丰富生活经验的积累，而更多地被看作是一种缺陷。有这样一种理论，认为一个社会的堕落表现在它明显地忽略老人，同时对年轻人过度地放纵。由此看来，我们的社会在走下坡路，尽管我们绝大部分政治家不属于最年轻的一代。基于老年人对社会的贡献和人生经验，必须为他们重新找到自己的位置和应有的待遇。在其他国家文化的形态下，高贵与明智向来被看重，这一点从未被抛弃过。

　　对年龄表面上的尊重只是为了适当地协调因变老在内心引发的复杂感受。我们对时间的强烈的意识是这样不期而至，因为我们眼见时间如流沙一样流失。当这个时候到来时，音乐就正式派上用场了。音乐能够使人明白变老意味着成熟，由此心怀感激地接受它。我们可以试想一下，对于作曲家们来说，时间这一概念是何等的相对。莫扎特在35岁时就具备了一个年老的、行将离世的人的思路，他甚至还用了欢快而镇定的音乐形式将它表现出来，例如在他的作品《单簧管五重奏》和《单簧管协奏曲》中。

　　在今天，睿智已失去了人们对它的尊重。"年轻—富有—健康—漂亮"可笑地成了理想的化身，受到庸俗的推崇和赞美，永恒的青春和与之关联的不成熟和四处搔首弄姿。这种局面令人感到十分遗憾，因为随着心灵"年轮"的增加，人们的经验、职业技艺，特别是全面深刻体会人生的能力也在增加！因此不要让年龄毁了你，而是要让年龄成为通往成熟与智慧（只是相对而言）的道路。1824年，威廉·凡·洪堡[1]在他57岁时写道："我一直认为年迈是美妙的，甚至比生命早期阶段更加美妙。而现在，我已步入老年，我感到我对此的期望已被超越。"阿尔弗雷德·德布林[2]甚至承认："年迈是一种荣耀……对每个即将到来的岁月我都充满了好奇。"

我相信，一个人是否能够超越自己的年龄；是否能面对自己年龄，甚至是否能够以满足的心态来看待自己品格与个性所带来的新成就，这是一个知性上和哲学上的问题。我们应该有所骄傲，当我们几十年来在生命的航线上避免了船身事故，或者说健康地度过，尽管船身有刮痕，但总算穿越过来！生命除了充满激情地在巅峰与低谷之间变换难道还会是别的什么……

在创作中，许多作曲家展现了他们谨慎的徐徐渐进的道路。绝大部分作曲家是从神童或从各种"行为不检点的"青年的身份开始他们作曲生涯的。接下来他们就会跟自己与环境打交道，发掘自己的特性，在他们的作品中就会出现不和谐以及冲突的段

1　威廉·凡·洪堡（Wilhelm Von Humboldt，1767—1835）：德国著名语言学家、教育家、外交官，柏林洪堡大学创始人。

2　阿尔弗雷德·德布林（Alfred Döblin，1878—1957）：德国表现主义作家。主要作品有《柏林，亚历山大广场》《王伦三跳》《华伦斯坦》《山、海和巨人》等。

落。再后来，他们又会进行一系列实验性创作，有些作曲家会把这种实验性创作进行到生命的最后时刻——例如，伊戈尔·斯特拉文斯基[1]；而另一些作曲家会在他们20多岁时就找到自己的风格，例如，卡尔·奥尔夫[2]。

然后（如果幸运的话），就会做出突出的成就；他们中的一些人为自己建立了社会地位，少数人还组建了家庭。绝大多数经常更换自己的同伴，由于他们不可避免的，更多的是强迫性地以自我为中心，因此他们将自己与同伴和环境隔离开来。在最著名的作曲家当中也有一些是例外，他们是巴赫、威尔第、格里格、普契尼和理查德·施特劳斯。当他们最终改变了生活，不得不忍受沉重的打击时——从个性发展的角度出发，你当然可以说，这是可以承受的——这时老年风格的现象才会呈现出来，在大多情况下，这种老年风格代表着一种变化，一种生活的丰富积累；在较少的情况下它意味着一种全新的开端；差不多像在贝多芬、李斯特、威尔第、斯特拉文斯基那里发生的一样。

绝大多数作曲家没有能够活到老年。其原因非常明显：由于过度工作而透支身体（莫扎特），或者纵欲过度（穆索尔斯

---

1 伊戈尔·斯特拉文斯基（Igor Stravinsky, 1882—1971）：美籍俄国作曲家、指挥家和钢琴家，西方现代派音乐的重要人物。主要作品有《火鸟》《彼得鲁什卡》《春之祭》等。

2 卡尔·奥尔夫（Carl Orff, 1895—1982）：德国作曲家、音乐教育家，创办奥尔夫学院，创立奥尔夫教学法。主要作品有《世俗之歌》《卡尔米娜·布拉纳》《月亮》等。

基[1]），或是因为恶劣的生活条件（舒伯特）。再就是由各种失败的、痛心的人际关系以至决然孤独的生活状态（贝多芬、柴科夫斯基）所致。当然，这并不意味着这些因素会是艺术创作的先决条件，但它们也不必成为艺术创作的障碍。然而那些早逝的、拥有非凡成就的作曲家们却在他们伟大、成熟的作品中表现出了惊人的、神秘莫测的睿智。

首先应提到的是由沃尔夫冈·阿玛多伊斯·莫扎特最后所创作的三部交响曲，其中特别伟大的是《G小调交响曲》和《朱庇特交响曲》，在后期的协奏曲中，有赞美爱神原始力量的歌剧《女人心》、返璞归真的歌剧《魔笛》，最后还有充满浪漫的力量与明快柔和的《安魂曲》。

或者还有弗朗茨·舒伯特的《第八交响曲》，该乐曲表现出对血气方刚的生命的表白。还有他卓越的《B大调钢琴奏鸣曲》，是一部对人类情感的详细概述，它所表达的感情程度从深切到绝望，从无忧无虑到发出内在光辉。

弗里德里克·肖邦在他后期的《夜曲》《玛祖卡舞曲》《圆舞曲》中表现出了沉迷的、舒缓的忧伤。

值得一提的是，差不多所有被命运赐予了高龄的作曲家（不过很少有"特别高龄"），在最后都使用了音乐的双重语言：一

---

1 穆捷斯特·彼得洛维奇·穆索尔斯基（Modest Petrovich Mussorgsky, 1839—1881）：俄国作曲家，俄罗斯民族乐派团代表"俄国五人团"成员之一。主要作品有《图画展览会》《跳蚤之歌》《荒山之夜》等。

方面音乐语言体现出极端浓缩和简练的对本质的表达，以及在情节上的不加修饰；另一方面表现一种后期的经典以及较高度的简略性，这种简略性既表达了终极的高超技巧，也表达出人性的返璞归真。

同样，路德维希·凡·贝多芬在他的最后那首《第32号钢琴奏鸣曲》中，选择了难以置信的、具有民歌风格的，或者说因此而十分动人的旋律作为第二乐章的主题。这个主题出现在一个热情的、反复呈现的引导乐句之后，该引导乐句甚至是以一种复杂得令人望而生畏的赋格形式写出来的。他那首已变成了民歌的"欢乐啊，美丽的神的火花"的乐曲，表现了他充满抗争的最高境界，而后是俯视内心深处的《第九交响乐》……

约翰内斯·勃拉姆斯那些特别保守的毕生巨作以标题简单的钢琴小品（《钢琴小品，作品118号和119号》），《第四交响曲》最后乐章强调了结构简单而具古老传统的恰空舞曲，他以激发内心痛苦的《德意志安魂曲》和《四首严肃歌曲》这样一些质朴的作品结束了他的创作。

约翰·塞巴斯蒂安·巴赫那些庄重的后期作品就毫无修饰。在《赋格艺术》和《音乐的奉献》中，音乐体现出高度的抽象性，对于了解巴赫音乐的人（在巴赫时代，这些人要比今天多得多）来说，压根就不再需要音乐的具象性，他们只需看乐谱就可以进行分享了。

那些特别触动我们的作品是音乐家们老年时代创作的音乐作

品，它们竟然成为了给我们的道别礼物。

在这方面有安东·布鲁克纳的《第九交响曲》，那是完全根据他个人的信仰和世界观而献给"亲爱的上帝"的作品，属于音乐艺术中最高贵的作品。

理查德·施特劳斯来自慕尼黑，是一位充满活力的音乐家，有关他老年时代的音乐创作，我们在本书"离别"这一章可以读到。

在这里我要谈一谈那位比施特劳斯年轻20岁、属于未来一代的俄罗斯人，此人是一位长寿的艺术家，他的音乐作品丰富多彩，毫不逊色于他的生命力。这个人就是伊戈尔·斯特拉文斯基。芭蕾舞经理人舍基·佳吉列夫称他为"伟大的伊戈尔"，他是音乐史上的柏洛托士[1]，是音乐界的毕加索。对于他，批评家们抽屉里放着的风格标签永远不够。然而，他总会伤害自己的追随者，当他冲到了他时代的前面，明显地把那些追随者丢在后面的时候，很少有人还会坚定地追随他。他曾是流亡的俄国人，后入籍法国，再后来移民美国，但是他整个一生都保持着斯拉夫人的秉性……在充满迷醉音响的（《火鸟》）之后，过渡到他那享誉世界的芭蕾舞中，一面是远古风格，另一面又是民间音乐的强有力的节奏（芭蕾舞《春之祭》、芭蕾舞《彼得鲁什卡》、芭蕾舞蹈清唱剧《婚礼》），再转换到新古典主义音乐（《普钦涅

1　希腊神话中变化无常的海神。

拉》），接着又到新浪漫主义音乐（音乐会演奏作品《普希芬妮》，芭蕾舞《奥菲欧》。在今天，可把它与后现代结构主义的风格相比拟），之后，他的音乐又合乎逻辑地转为抽象音乐；具体说就是无调性音乐和整体序列音乐（这不过是在他的竞争对手勋伯格去世之后。他们都曾居住在好莱坞，只相距15公里，但两人一直不相往来）。现在，他的音乐语言里自然也失去了感性的东西。斯特拉文斯基自己曾谈到过那种发自骨子里的音乐。通常在谈到伊戈尔·斯特拉文斯基时我们会说，在他气势磅礴的、多面性的生命之作中，其中一些是令人惊讶的、成熟的老年时期作品，饱含着意想不到的能量储备和对音乐心理学和心理治疗的推动力。我们可以在他的《诗篇交响曲》里听到。

莱奥斯·雅纳切克[1]是继斯美塔那[2]和德沃夏克之后的第三位伟大的捷克音乐家，他表现出了幸运的、令人感到不安的状态，这种困惑迷乱的状态对于一颗已变得睿智的心灵也是难以避免的。在他70岁的时候，充满热情的他竟然点燃了与比自己小40岁的女友卡米拉之间的爱情，并从她那里获得灵感。这位大师声称，他自己已超然于善恶之外，他创作的《小交响曲》已证实了他突然间从新的爱情中所获得的新的生命力，以及这段爱情怎样以强大

---

1 莱奥斯·雅纳切克（Leoš Janáček, 1854—1928）：继斯美塔那、德沃夏克之后的一位杰出的捷克民族主义作曲家，主要作品有《小交响曲》、管弦乐狂想曲《塔拉斯·布尔巴》、歌剧《耶奴发》等。

2 贝德里赫·斯美塔那（Bedřich Smetana, 1824—1884）：捷克作曲家、钢琴家和指挥家，捷克民族乐派创始人。主要作品有《我的祖国》和第一弦乐四重奏《我的生活》等。

的威力席卷了他……

　　莱奥斯·雅纳切克出自同样的强烈情感而创作的第二弦乐四重奏，标题为"私人信件"，这是一部充满了难以置信的激情的作品，人们在听它时绝不会想到它是一位高龄作曲家的作品。

　　1923年，让·西贝柳斯[1]近60岁，此时他以自己步入老年的睿智创作出一部明快的、充满了内心平衡的作品：《D小调第六交响曲》。第一次世界大战结束后，当人们还没有感受整个欧洲大陆受到的震动时，这部作品正好可作为典型的反映时代精神的记录，远离战前时代的那种缠绵温情，走向光明与通透（斯特拉文斯基的新古典主义音乐也表现出同样的动机）。而紧接着，西贝柳斯又创作了《C大调第七交响曲》，这是一部某种程度上与辩证精神相悖的作品，它表现了对他之前乐曲的补充——音乐同时也表现了他内心的阴暗面并掺杂着对北国景色和北方人气质崇高的怀念。

　　在朱塞佩·威尔第身上也展现了一位气势磅礴的老人形象及与之相关的创作，这正是晚年的尊严和善良的象征。我们看一下他的遗嘱就能得知，在该遗嘱中他不顾自己的死亡，还在为贫穷的同行和家人考虑着生计。

　　威尔第晚期最伟大的三部歌剧是：《阿依达》，这是一部表现被禁止的激情的戏剧；《奥赛罗》是一部表现骄傲与激情的悲

1　让·西贝柳斯（Jean Sibelius, 1865—1957）：芬兰作曲家。主要作品有交响诗《芬兰颂》、七部交响曲《图内拉的天鹅》、《D小调小提琴协奏曲》等。

剧，在这里骄傲与激情胜过了爱情；最后是《法尔斯塔夫》，在这部歌剧里，最终的所有一切都散发着生命的欢乐……这是来自圣·阿格塔的这位大师带着微笑向世界告别。

在斯特拉文斯基之前，威尔第就能向我们展示他对生命、人类和艺术的好奇，表现出他对实验充满乐趣与敬业精神，这些是最好防止老化的方法，也是保持头脑清醒的途径——这是相对的健康与快乐合二为一、永葆青春的唯一确定的方式。因为当威尔第60岁的时候，他创作了一部使国人吃惊的作品，这类作品当时被认为只有德国人和奥地利人才能创作出来——这部作品就是他的第一首、也是最后一首弦乐四重奏《E小调弦乐四重奏》。这是一部清新的、充满活力的作品，它甚至是威尔第作品中、也是意大利音乐中唯一的一部弦乐四重奏作品。

除此之外，在威尔第80岁高龄的时候，他还创作了一首非常简洁而且具有强烈说服力的宗教音乐作品：《四首宗教歌曲》。这部作品还是在《法尔斯塔夫》之后完成的！其中《圣母玛利亚（但丁词）》和《赞美圣母玛利亚（但丁词）》分别为四声部混声合唱和无伴奏四声部女声合唱而作。四声部混声合唱《圣母悼歌》和《感恩曲》由管弦乐队伴奏。此外，这位大师永不停息的作曲尝试以一种独特的方式隐藏在深刻、严肃和令人难忘的乐章背后：曾经有一家意大利出版社要求作曲家们按照《神秘音阶》曲目中所拥有的形式来创作出一组复杂的音响，当时年老的威尔第也接受了这个挑战……

在弗朗茨·舒伯特的优秀歌曲创作中要数《水上吟》最为突出，歌词取自斯托贝尔格伯爵的诗。歌曲中那令人着迷的效果是采用了6/8的节奏拍子，并带有独特的固定16分音符花腔。该作品引人注意的特征是曲中采用了移动音调的不断重复，它表现了水波荡漾、波光粼粼的景色。歌词表达的意思是将水等同于时光，时光即生命的时光，音乐将歌词融入绝对的和谐与无瑕的美之中。

在波光粼粼的水上，
小船激起欢乐的涟漪。
啊，舞动着带露珠的翅膀，
时间在动荡的水波中消失。

明天还要让时间带着闪亮的翅膀飞去，
就如同它的昨日与今夕。
直到拥有飞得更高、更有力的翅膀，
我自己也将从时间的潮汐中消失。

攻击性

我像一只被铁链拴着的狗一样凶狠。

——艾克托尔·柏辽兹[1]在罗马狂欢节之际

---

1 艾克托尔·柏辽兹（Hector Berlioz, 1803—1869）：法国浪漫主义作曲家。主
  要作品有《特洛伊人》《比阿特丽斯和本尼迪克》。

我们的时代对我们要求甚多。个性差异非常大的人要在一起生活，在一个较为狭窄的空间里，这就要求每个人要有所顾忌，对他人要能抱有宽容的态度，可是这还不够。我们经常会面临迫不得已的局面，因为处境或职位的原因，我们不得不忍气吞声或是把自己隐藏起来——比如在面对不公正、无情、冷漠或是被他人忽略的处境中——我们在那一刻无法做出正常情况下应有的反应。

　　在人类共同生活的所有领域中——在道路交通中、同伙伴合作的过程中、性爱关系中、教育孩子过程中、讨论问题时、意见相左的情况下——通过攻击他人可以发泄自己的情绪。如果把攻击性看成是向外释放内心压抑的话，我们在这里就能够决定进行表面处理或是进行根治。

　　我断言，所遭受的压抑可以很容易地通过攻击他人来得到疏导和缓解。通过毫无保留的自我观察，我们会发现，我们在这里遵循着一种"保持邪恶"的隐秘原则。反之（感谢上帝），我们也在保持着一种行善的隐秘原则，否则人类就不复存在了。别人让我们遭受的不公平，我们会在与周围环境打交道的过程中以无情的态度来消除、调和和化解它：例如我们会通过某种开车的方式、某种回应别人的方式、某种粗言粗语的谈话方式，直到我们心头的沮丧消失。为了避免这种不友好的机械反应，我们可以把音乐当成这种行为的避雷针。

基本方法很简单：您先听一段动力十分强劲的（动感的、节奏型的）音乐，即攻击性的音乐，例如斯特拉文斯基的《春之祭》，然后过渡到巴赫的动感性音乐，以此作为对比，最后从赛萨尔·弗兰克[1]的那些音乐中得到释怀，得到解脱。用本书相关章节的术语来表达，就是"您将攻击性、动感性、放松性的这三种不同的音乐组合在一起"。

在欣赏音乐的过程中，我们并非一定需要多个不同作曲家的音乐，而是只需使用按顺序编排清晰的方法就可以。交响乐和协奏曲大多数是按照一种特定的速度和音调模式建立起来的：开始和结尾的乐章通常有快速的节奏，开始乐章一般富有戏剧冲突，结束乐章一般以舞蹈形式出现。不过在"后期的"莫扎特的音乐中，他将紧张而扣人心弦的重心也放在了结束乐章里。为此就有了紧张而扣人心弦的第一乐章和舒缓的第二乐章结合在一起的音乐，它让我们感受到攻击性并接着又将其化解的效果。

除此之外，还有一种理想的对比音乐的结合。为人们所熟悉的是对比乐章"前奏曲与赋格"的形式。"前奏曲"的形式或许对于攻击性来说过于中性。但是，与赋格曲放在一起，"前奏

1　赛萨尔·弗兰克（César Franck，1822—1890）：法国作曲家、管风琴演奏家。主要作品有《D小调交响曲》《D大调弦乐四重奏》《A大调小提琴奏鸣曲》等。

曲"就具有了充满活力的，具有冲击力、快速地由键盘乐器演奏的"托卡塔"曲式风格。在这里，您可以先将您的怒气发泄出来，然后赋格部分会将您逐渐地引入秩序和自我控制的状态。

著名的而且理想的乐曲有：约翰·塞巴斯蒂安·巴赫的《D小调托卡塔与赋格》。同样，您也可以直接受益于扣人心弦的《平均律幻想曲与赋格（平均律钢琴曲集）》……

无论如何，您首先得用节奏感强的音乐使你挫败的情绪平复下来。这是最好的节奏。标准的范例：一位职员，对办公室里每个人的责难都默默无语地忍受，日复一日，年复一年，然后在家里他就会不知不觉地当家作主起来。这种自动的转变我们可以用谚语"打的是袋子，指的是驴子"（译者注，类似中国成语"指桑骂槐"）来形容。这位在职业上被奴役的，总是不得不在行为上表示友善的职员终究还是释放出了在内心积压已久的攻击性。如果他求助于音乐，那他的妻子、孩子和猫才不会生活在他的淫威之下！他应该去听具有攻击性的音乐，音乐中他可以在身体上有所发泄。这就等于说"去用力劈柴吧"——借助相应音乐的音调和节奏可以达到这个效果！

您可以让自己听一下伊戈尔·斯特拉文斯基那首遭人诟病的芭蕾舞曲《春之祭》，这首曲子被看作是原始暴力节奏的神话。这首曲子的灵感得于远古时代俄罗斯的一种非基督教的春天祭神仪式，它激发作曲家创作出了一首表现远古简朴和野性的乐曲。当这部作品1913年在巴黎首演时，它成了音乐史上的一个丑闻。

为了给大地回春祭祀，当那位少女作为祭献的牺牲品被呈献上来，出现在宏大的舞蹈祭祀场面中时，剧院大厅里的观众分成了两派，他们大声地叫嚷着，一派要求停止演出，而另一派却坚持要继续演出下去。两派中甚至还有人出手伤人。嘈杂的噪音是如此之大，以致舞蹈者听不见乐队的音乐（那些捣乱分子是有意所为）；舞蹈编导只好在舞台旁边通过大声喊叫来打拍子，指挥舞蹈。为了让人们安静下来，俄罗斯芭蕾舞剧院的经理——那位优雅的舍基·佳吉列夫只好不停地将剧院大厅的灯打开又熄灭。

一位目击者描述说："我坐在剧院的一个包厢里……我身后坐着一位年轻人，音乐巨大的、不可抗拒的作用使他异乎寻常地激动，他开始用拳头有节奏地打我的头，以此来宣泄自己难以抑制的情绪。而有好长一段时间，我对他的拳头全然没有反应。当我感觉到以后，才转过身去。他向我做出了诚挚的道歉。我们两人都陷入到了完全忘我的境地。"

还有大量的具攻击性的、粗野的、挑衅的音乐，在它们中间还有充满壮观的战斗和厮杀场面的音乐，您可以利用这些音乐来消化您的怒气，尽情地把它发泄出来：您可以随着音乐用脚来打拍子，也可手舞足蹈地来指挥这个乐曲。

最适合发泄的音乐还有里姆斯基-科萨科夫[1]那铿锵有力的序

1　尼古拉·安德烈耶维奇·里姆斯基-科萨科夫（Nikolai Andreivitch Rimsky-Korsakov，1844—1908）：俄国作曲家，俄国五人乐派指挥，俄国国民乐派的创始人之一，也是著名的"俄国五人团"重要的成员。

曲《普斯科夫女郎》歌剧音乐表现了伊万的势不可当的骑兵队伍向那个不愿服从的城市进军的场面。在这里您可以听到骑兵的马蹄声和具有不祥征兆的军号声……作曲家是"俄国五人团"中最年轻的一位。"俄国五人团"是一个在圣彼得堡专注于民族音乐的音乐家小组（除了科萨科夫之外还有巴拉基列夫、鲍罗丁、穆索尔斯基和居伊），这个小组的人对自己祖国的历史特别感兴趣。他们有丰富的战争题材来表现其残酷性。

除了里姆斯基-科萨科夫以外，圣彼得堡的"俄国五人团"成员都是业余音乐家。亚历山大·鲍罗丁是一位医生和化学教授！作曲给他带来很重的负担。他是一个绝对的好心人，用他自己的话说，就是在生病的时候也从不会拒绝别人的要求。他的作品很少，这可以理解，而这些作品都在国际上很"畅销"。其中有他唯一的歌剧《伊戈尔王》，该歌剧表现了俄罗斯人抵抗入侵者波洛维茨人的战争。《波洛维茨舞曲》是极其热情奔放的音乐，以十分独特的方式将亚洲的粗野与充满异国情调的爱欲结合在一起。

谈起"俄国五人团"时，我们不能漏掉在他们中间最具天才代表的穆捷思特·穆索尔斯基。很遗憾，他是五人当中最具有悲剧性的人物。他的民族主义倾向是如此的强烈，以至于他采取古老的语言表达方式，甚至还对世界公民柴科夫斯基表示出蔑视（不过这种蔑视是建立在彼此对立的基础上的）。他的墓碑也是按照古老的俄罗斯风格建造的。他那动人心弦的、丰富多彩的钢琴组曲《图画展览会》中，有一首《雅加婆婆的小屋》，其风格犹如俄罗斯风格的黑森林钟表艺术，这位作曲家的墓碑也是以同一种风格设计的。这个小屋——用鸡脚撑起的小屋——与俄罗斯童话中的森林女巫联系在一起。雅加婆婆就住在这样一个小屋里，有时候会骑一个铁炉在空中穿行。建筑师兼雕塑家哈特曼是穆索尔斯基朋友，《图画展览会》这个曲子就是为他的死而谱写的。哈特曼的设计看上去毫无咄咄逼人之感，而穆索尔斯基在乐曲中却释放出了一段地狱般可怕的跺脚舞曲，乐曲的中间的部分还给人产生了不祥的、威迫的音响画面（一个增四度音响听上去像恐怖的喊叫，那是魔鬼间歇性的叫喊——音乐中的魔鬼）。

同样是这位作曲家，还创作了一部具有远古俄罗斯风格的、有着无比生动形象的标题音乐[1]《荒山之夜》（俄文的原标题为"圣约翰前夜"，这是一个异教祭祀仪式。传说是一种女巫歇息日以及与此相关的一切）。穆索尔斯基完成这部大胆的音乐作品的时间是在1867年圣约翰节前夜，比《图画展览会》早七年。作品最后，天将破晓，地狱的魔鬼们得离去："当狂欢进入高潮时，远处村子里响起小教堂的钟声。虽然钟声那么微弱，但它所拥有的魔力却如此巨大：神圣的魔力向四周蔓延。"

在俄罗斯音乐中有很多进行曲。如果涉及攻击性的进行曲，

---

1 借助文学、景物、个人情趣等标明题目的器乐曲，如《"梁山伯与祝英台"小提琴协奏曲》。

那么不得不提到亚历山大·斯克里亚宾[1]的《第九钢琴奏鸣曲》，也被称为《黑色弥撒》。这部音乐描绘了从光明堕落的天使路西法[2]的大军聚集在一起，朝着想象中的圣地移动，目的是玷污这片圣地——这是画家耶罗尼米斯·博斯[3]想象中的图景，俄罗斯的这位作曲家以自己的诉求将该故事以音乐的形式表现出来：在最后，魔鬼行军的画面被灌注了温柔的、女性的音乐主题。

除了斯特拉文斯基，20世纪著名的俄罗斯大师们创作了好几部具有这种发泄功能的音乐作品，他们中有谢尔盖·普罗科菲耶夫，他较年轻，在一定意义上也融入了这场运动和当时的舞台。1934年他结束流亡回到家乡。普罗科菲耶夫有意识地采用了一种令人容易理解的音乐语言，但是并没有牺牲内容和深度。这一点他很特别。在同一时期勋伯格和他的那个流派逃到了无调性音乐之中。而普罗科菲耶夫却走了一条相反的道路：通过非常杰出的简化处理，他实现了一种全新的艺术形式。从他的芭蕾舞《罗密欧与朱丽叶》的音乐中，我建议特定的听众应去听那首简短而充满仇恨的《骑士之舞》。这首舞曲以它曲折、鲜明和华丽的曲首主题使人想起骑士那闪闪发光的装束。舞曲的中间部分充满了土

---

1 亚历山大·尼古拉耶维奇·斯克里亚宾（Alexander Nikolaievich Scriabin，1872—1915）：俄罗斯作曲家和钢琴家。主要作品有交响曲《狂喜之诗》《普罗米修斯：火之诗》等。

2 拉丁文原意为撑起光明者，源于圣经故事，故事中路西法堕落成为魔鬼，之后在基督教中该名字就同等于魔鬼。

3 耶罗尼米斯·博斯（Hieronymus Bosch，1450—1516）：荷兰画家。他的画以恶魔、半人半兽，甚至机械的形象来描绘罪恶与人类的道德沉沦。

耳其感性风格的风采。

此外，这位作曲家还是第一位、也是最具天才的电影音乐作曲家。值得一提的是，那部出自他的康塔塔《亚历山大·涅夫斯基》中《冰海之战》的音乐画面。该曲描绘了一位俄国亲王、战斗统帅，此人于1240年在涅瓦河地区打击了瑞典人，在该战役中他获得了一个绰号。两年以后他成了十字军骑士，死后被葬在大彼得堡修士修道院，该修道院以他的名字命名。绝大多数俄罗斯作曲家都葬在那里，包括圣彼得堡"俄国五人团"成员和柴科夫斯基。

在职业生涯方面，普罗科菲耶夫小心翼翼地追随他的同胞斯特拉文斯基。不过，正如他所强调，听了《春之祭》后——如他所说——没听懂（当时他与老一辈作曲家就有了潜在的竞争）。此时，他想自己为佳吉列夫[1]写一部类似的芭蕾舞曲。虽然芭蕾舞没能完成，但是他创作出了音乐的部分，这些音乐完全不亚于《春之祭》中所具有的那种爆发力和远古的原始之美：《阿拉与洛利》《西古提组曲》，正好是斯特拉文斯基芭蕾舞音乐交响乐的姐妹篇。西古提是一个远古的部落，他们早在俄国人皈依基督之前就在俄罗斯大陆定居了下来，他们的金首饰艺术品非常有名。这组曲子的确没有掀起反对它的声音，甚至还在音乐厅里很快地流行开来。因为当时存在着一部粗犷的名为《异教魔鬼之

1　佳吉列夫（Sergi Pavlovich Diaghilev，1872—1929）：俄国著名出版人、艺术批评家，为将俄国艺术推向西方做出了巨大贡献。

舞》的曲子（仔细听听，就会发现，这是近十年来最好的好莱坞作曲家为战争音乐场面所做音乐的源泉）。就像在穆索尔斯基的《荒山之夜》里，我们有机会从攻击性行为中解脱出来（它的结尾很理想化）。而在听《春之祭》的时候，你不得不被那震撼人心的、以少女作为祭品的场面深深地吸引。

有一首交响曲，它创造于恐惧、仇恨和希望。这首交响曲就是德米特里·肖斯塔科维奇[1]的《列宁格勒交响乐》。阿尔弗雷德·库宾[2]是继西班牙戈雅[3]之后最令人信服的奥地利画家，他有一幅名为《战争》的画作。该画中有一个看不清脸的巨人：一副钢盔刀状面具挡住了巨人的面部表情，他那大象般的巨脚踩下来，涂炭生灵，他的脚也落到了一队正在开拔的军队的头上。在这里，那种战争中残忍的、毫无人性的机械性被以一种"新"的风格展现无遗。与此非常相似，肖斯塔科维奇也创作了表现法西斯敌人那种毫无同情心的咄咄逼人的音乐。在听这首曲子时，我们此时得注意，不要让自己在乐曲的重复中加入表现粗野、令人震撼、贪婪的占领统治者形象里：特别是在表现村庄一个接一个地被迅速攻占……

1　德米特里·德米特里耶维奇·肖斯塔科维奇（Dmitriy Dmitriyevich Shostakovich, 1906—1975）：苏联作曲家，也是20世纪世界著名作曲家。主要作品有15首交响曲、2首钢琴协奏曲、2首大提琴协奏曲、15首弦乐四重奏等。

2　阿尔弗雷德·库宾（Alfred Kubin, 1877—1959）：奥地利版画家和插画家，重要的象征主义和表现主义代表画家。

3　弗朗西斯科·何塞·德·戈雅-卢西恩特斯（Francisco José de Goya Lucientes, 1746—1828）：西班牙浪漫主义画家。

要很好地发泄多半由沮丧引起的攻击性，您可以听阿拉姆·伊里奇·哈恰图良[1]芭蕾舞音乐《加雅涅》中快速的《马刀舞曲》。在这个不堪忍受的、具有强烈宣传性的、烦琐的芭蕾舞剧情中贯穿着一种民俗的表演，这使得我们不必对其背景感兴趣。效果超凡，让人感到如碎片漫天飞舞，刀剑声在空中嗖嗖作响。

同一个作曲家还创作了世界闻名的《托卡塔》，在这里没有刀剑，却只有沉重的打击乐——不过现在是用键盘乐器。该作品惊艳无比，瀑布般的音量和不断重复的音调（听上去比该有的更加沉重），同时音乐的和声与旋律充满了特殊异国情调的魅力。

在谈到"攻击性"的这个话题上，我强烈推荐了俄国作曲家们的作品，当然在他们中间还缺乏一个最具国际化的代表。

就攻击性这一话题，在彼得·伊里奇·柴科夫斯基那些充满战争震撼的交响乐篇章中，首屈一指的是他宏伟壮观的、通过结尾的颂歌释放攻击的《1812序曲》，该乐曲振聋发聩地表现了俄罗斯军队抗击侵略者拿破仑的情景。柴科夫斯基创作的最后三部交响乐的开头乐章也达成了同样的目的，它们都被冠以《命运交响乐》的名称，同时也表现了自由个体与强权之间的冲突，以及与之相关的命运关联。

在柴科夫斯基的第六交响乐中，正如作曲家本人所称，有一

1　阿拉姆·伊里奇·哈恰图良（Aram Ilitch Khatchaturian，1903—1978）：苏联作曲家、指挥家。主要作品有《幸福》《加雅涅》《假面舞会》《斯巴达克斯》等。

段胜利在望、坚定不移的快速进行曲，该进行曲在音乐史上被看作最震撼的"心灵的告白"。音乐中那种"滑进"了暴力与"恐怖"的手法，必然产生了一种高水平的决定性效果：愤怒被平息了，余下的是自主权利——此时您拥有充分的行事能力，您变得卓越。此外，那些生动活泼的、具有疗效的结束乐章一般都有这种效果；乐章效果在最后增强时，听者会莫名地产生一种感觉，感觉到自己的行动能力在增强，他的内心深处会呈现光明未来的幻象。此刻，心灵的翅膀会在高空展开，飞向我们生命中最振奋人心的大事。

这种管弦乐进行曲是一种冷峻的凯旋音乐，此类音乐可以将挡在路上的一切踏平。除此之外，它在行进中制造毁灭性的高昂情绪，使整个军队像着了魔一样。有趣的是，这部作品的开始用了四度音程。用跳跃的四度音程作为乐曲开头的音乐在此还没有全部介绍：从《马赛曲》到《国际歌》，再到苏联国歌……在此它出现了四次——其中三次快速地转到了五度音程，上主音。一次用重叠的四度双音过渡到A音，这给整体明显的全音阶（不是那种萎靡不振的、情感色彩杂乱的半音阶）带来了不协调的特征……这是一种怎样的超凡手法！

当然，不一定非是俄国作曲家！您可以把那位维也纳努力挣钱养家糊口的大师作为例子。他毫无秩序的生活和工作方式使得他没有正常的收入，而他花起钱来心里却没一个数。有时他拮据到拿不出一毛钱。

路德维希·凡·贝多芬就处于这样的状态中，这种状态使我们在本书的章节中用他来举例子。他的作品《随想回旋曲》中所表现出的他那种"丢失了一点钱的愤怒"（尽管有点开玩笑），淋漓尽致地体现了一个好的音乐家是用什么来消解自己的进攻性的：强烈的、重锤般的音阶重复，节奏参差不齐，以及部分不和谐的和弦。

一个从不逆来顺受，要"扼住命运喉咙"的反叛者，贝多芬虽说不完全是这样，但至少有一半是如此，这些很突出地在他那些伟大的奏鸣曲的最后的乐章中显现出来，体现出来的那种能量听起来就很有进攻性。与此有关的乐曲不仅有《月光奏鸣曲》，而且还有《热情奏鸣曲》。后面这一首甚至深深地吸引了革命家列宁！

安东·布鲁克纳[1]的《第八交响曲》的谐谑曲的激烈程度就要弱一些。据说在这部曲子里写的是一个"德国的米歇尔"。我们在这部曲子里听到的是一个倔强的形象，几乎可以说是一个顽固的蠢货。为什么不呢？如果管用，你可以用鞋子来敲打桌子（这种行为也曾在最高级别的外交场合上发生过）。

要是谁感到晦暗的主题会有帮助，那么我就会向他推荐安东尼·德沃夏克的交响诗。这可算是音乐厅里最血腥的历史了。

---

1 安东·布鲁克纳（Anton Bruckner, 1824—1896）：奥地利作曲家、管风琴演奏家、音乐教育家。主要作品有9部交响曲和《D小调安魂曲》《降B大调庄严弥撒》等。

曲子里面聚集的都是些怪兽（水妖）或是一些威胁生命的半兽半人的东西（日间女巫）。在拥有可爱标题《森林里的鸽子》的曲子后面暗藏着杀夫和自杀的内容。这可是一个针对爱鸟者经典案例！

作为表现主义的具有强烈攻击性的音乐，可以推荐出自贝拉·巴托克[1]那些令人恐惧的芭蕾舞《木刻王子》中的组曲。它们完全注定是用来消解我们心中堆积起来的怒气的。

如果在同伴之间（这是可能发生的）蓄积了攻击性的情绪，那么最好在行动之前，您先能让自己从暴怒中解脱出来。在这里，给您的最好的忠告就是去听艾克托尔·柏辽兹《幻想交响曲》中的最后两个乐章：难以置信，一个被拒绝的作曲家会想出什么样的事儿来。这位作曲家在神志不清的状态下，想要对自己的爱人图谋不轨，原因只是这位爱人不听他的话……（请参看"失恋的痛苦"一章）

在古斯塔夫·马勒[2]的《第五交响乐》的第一乐章中，快板还没有出现一段狂野的、充满了攻击性的段落之前，有一段葬礼进行曲首先加深了乐曲阴郁的气氛……在这首交响乐中包含了近期世界闻名的那段小柔板的内容，这段小柔板被用在意大利导演费

1　贝拉·巴托克（Bela Bartok, 1881—1945）：匈牙利著名作曲家、钢琴演奏家，被视作现代音乐的代表人物。

2　古斯塔夫·马勒（Gustav Mahler, 1860—1911）：奥地利作曲家、指挥家，主要作品有10部交响曲和部分声乐套曲等。

德里克·费里尼[1]根据托玛斯·曼的小说《威尼斯之死》改编的电影中。

阿尔蒂尔·奥涅格[2]创作了他的《第三交响曲》，即《基督教礼拜仪式交响曲》，在这首交响曲中，他将自己对二战带来的毁灭印象写入了其中。在第一乐章中，他以触动人心的方式表现了战争的暴力，战争像一头巨大的怪兽一样，降临在各个国家；在此，我们会联想到阿尔弗雷德·库宾油画中所表现的战争猛兽，它以地狱之神的魄力越过城市和地区，用它的巨爪将这些城市和地区踏平。

古斯塔夫·霍尔斯特[3]，1874年出生于瑞典，后加入英国籍，在他的交响曲中，摧毁性的、盲目暴力的音响效果笼罩了音响画面。在他那气势磅礴的、表现太空的组曲《行星》中勾画了火星的形象。这颗与地球最为相似的行星，在所有的行星中引导着圆圈舞。奇怪的是，作曲家赋予了它（与人类的敏感相对）机械的、毫无怜悯之心的特征（这也许是他在这部组曲里故意排除了地球作为一个乐章的原因）。当你在看一系列好莱坞科幻片时，都能听见这种熟悉的音乐。霍尔斯特的音乐是备受电影作曲家们欢迎的灵感源泉（请参看"放松、沉思、冥想"这一章）。

---

1 费德里克·费里尼（Federico Fellini, 1920—1993）：意大利电影导演、编剧、制作人。
2 阿尔蒂尔·奥涅格（Arthur Honegger, 1892—1955）：在法国出生的瑞士作曲家，他创作的交响曲成为20世纪最有影响力的交响曲之一。
3 古斯塔夫·霍尔斯特（Gustav Theodore Holst, 1874—1934）：英国作曲家，主要作品有管弦乐组曲《行星》《圣保罗组曲》等。

在理查德·施特劳斯[1]的笔下，在一个安全的阵地上，进行一种"个人的厮杀"，以此来达到缓解侵略性的效果。在他的《英雄的生涯》交响诗中《英雄的敌人》的那一乐章里，对手被塑造得荒谬可笑——差不多就像瓦格纳对待那些主唱的人一样，他用尖声尖气的乐器和侏儒的头脑来表现他们。当然这一切都是按照艺术规则和对位规则来表现的。曲目中的那位英雄，摆着一副威廉二世时代流行的装腔作势姿态和极为搞笑的模样，站在那里。在此并不排除有对这种夸张天性的自我嘲讽（那位英雄觉得，自己的生活并不比拿破仑的生活缺乏情趣，作曲家这样认为）。

由此，我们触及到了我们要谈的问题上：幽默。发笑同样能让对手放下武器。同理，发笑也能使自我得到放松（请参见"欢乐"一章）。

同样，在歌曲文学中，也有针对攻击性和化解攻击的合适例子。海涅的叙事诗《贝尔萨扎》被罗伯特·舒曼用非常戏剧化的方式谱成了歌曲。巴比伦的国王贝尔萨扎尔嘲讽耶和华，并亵渎了圣杯，于是墙上就出现了那个有名的不祥之兆，这一征兆最后显示：

> 而贝尔萨扎尔在银色的夜晚

1　理查德·施特劳斯（Richard Strauss，1864—1949）：德国作曲家，主要作品有交响诗《查拉图斯特拉如是说》《英雄的生涯》《阿尔卑斯交响曲》，歌剧《莎乐美》《埃列克特拉》《玫瑰骑士》等。

被他的奴仆杀死。

雨果·沃尔夫[1]的《烈火骑士》是根据莫里克[2]的叙事诗"红公鸡"谱曲的乐曲，它拥有惊人的魅力。在这个曲目中，烈火的狂怒吞噬了一切。最终，诗人对着烈火魔鬼的残骸说：

> 好好地安息吧，安息吧
> 在这磨白之下。

弗朗茨·舒伯特在叙事民谣《年轻的修女》中描述了一位修女可怕的内心冲突，这位修女热恋着雅各布·尼可劳斯·冯·克埃格。为了表现她内心的极度不安与外面的狂风暴雨，作曲家采用了钢琴的低音区奏起了恐怖的急速震音，同时还增加了一些神秘莫测的钟声，差不多像基督教礼拜仪式的主题，这一主题最后与神秘的、令人心醉神迷的"哈利路亚"的赞美声融合在一起。由此，这首狂野的、激动人心的歌曲最后在恳求得到的心灵和平中结束，自然也在对爱情的放弃之中结束。还应该提到的是，弗朗茨·李斯特为舒伯特的歌曲作了60首改编曲，其中也包含这首《年轻的修女》。这位浪漫主义作曲家根据自己对戏剧性特殊的感受和对乐队功能的理解，来谱写了这部作品。一位维也纳音乐

1　雨果·沃尔夫（Hugo Wolf，1860—1903）：奥地利作曲家、音乐评论家，主要作品有300首抒情曲、歌剧《长官》和弦乐四重奏《意大利小夜曲》等。

2　爱德华·莫里克（Eduard Mörike，1804—1875）：德国诗人、牧师、教师，他的诗中抒发着貌似平静的生活中的无限诗意，被誉为"德国最后一位抒情诗人"。

大师对此的定义是："在一首歌曲短小的空间里，他为我们听众塑造了迅猛的、死亡般的冲突。"

在听曲子的时候，您会逐渐明确造成您内心攻击性的原因。俗话说得好：如果能把浓缩的经历总结成良好的建议，那么"事情糟糕的状态就会减轻一半"，或者采用"先睡上一觉""数到13"，或是"念祈祷文"等方法，在事情还没有变得糟糕透顶前……

或者干脆去听那些合适的音乐。听完后再去省视事态，或者逐字逐句地告诉自己：向前看，具有深度地去看。

恐　惧

毁灭临近，

要么这是一个新生命的开始……

我觉得自己快要变成一个感官贫乏的可怜虫。

——1837年，罗伯特·舒曼

写于被送进精神病院的17年前

在今天，不管承认与否，恐惧已存在于我们每个人的生活感受中，我们既不能否认它，也不能排挤它。这种状况在从前也是如此：害怕黑暗的力量，害怕夜晚的黑暗和森林里的黑暗；害怕士兵和强盗对身体实行的暴力，对残酷封建领主的恐惧，对宗教审判法庭或者那些无情的法律手段的恐惧，对最后审判和世界末日的恐惧……

在今天，对关系、衰老、不成功的恐惧，对身体遭受暴力或者疼痛、疾病、失去、死亡的恐惧，以至对人类生存的恐惧，对我们的地球是否会遭受战争和自然灾害威胁的恐惧，这些恐惧可以构成一个从一到十的测量仪。

恐惧在人们心中是如此根深蒂固，以至于长期以来，它成为被他人操纵、压榨和控制工具。恐惧有它负面的影响，但我们也可反其道而行之，把恐惧转向积极的一面，对，积极地面对它。一个很好的例子就是初上舞台时的怯场。

没有一个表演艺术家不熟悉怯场。毫无疑问，怯场这样的恐惧应该归纳到恐惧的范畴，因为用理性只能局部地来缓解它。会不会祸不单行呀！到时在台上会不会出现既没有所需的热情冲动，也没有所期望的肾上腺素分泌。紧接着，那种神奇的、突然的精神振奋出现了：咳嗽、流鼻涕，所有的困扰和痛苦都消失得无影无踪。所有要为之努力的就是舞台。表演艺术家了解相关的一切，并有意识地去克服怯场问题。也许我们同样可以以此来对付其他的恐惧。

过分的怯场使柴科夫斯基数十年来都拿不起指挥棒，也不能作为钢琴家登台演奏：一切重大严肃的事情都让他感到无比担忧，怯场使他感到好似自己的脑袋要从肩膀上掉下来一样。他甚至在自己信任无比的妻子面前也是怯生生的，出于这一天性，他在身体方面也拒绝她，而她却更加热烈地向他表示自己的爱意，这曾把柴科夫斯基逼到了想要自杀的地步。

即使在通常情况下，人对自己的恐惧毫不知晓，但没有恐惧的人还没有被创造出来。人生来没有恐惧，这种情况最多只在童话里出现。然而即使在童话里，畏惧还是控制了主人公，他最后还是学会了什么叫毛骨悚然。同样，就像许多年轻人一直被告知，印第安人不流眼泪，由此他们的各种恐惧就可以被排解，他们至多只能在心理医生或者牧师那里悄悄地承认恐惧，或者换一种方式，向一个他们所依赖的人，以发威的形式发泄出去。更好的办法是，承认自己的恐惧，只有这样才能改变自己的内心状态，从而获得新的安全感。在音乐史上，有足够的例子说明作曲家们在什么情况下遭受恐惧和窘境的困扰。

生活在维也纳期间，当莫扎特大胆地决定作为一个自由音乐人来养家糊口时，生存的恐惧一直困扰着他。或我们也可以想到那些受法西斯迫害、被迫流亡到其他国家的音乐家，他们得在一个安全但陌生的地方重新开始。

绝大多数恐惧都没有被认知，它们只是在下意识中发挥作用。如今，最为广泛的是对关系的恐惧。责任关系的贫乏是我们这个自恋、以自我中心为取向的社会孤立和个性化的典型表现，其登峰造极的形式以那种稀奇古怪的"丁克—关系"流行模式体现出来（双收入，没有孩子）。说得明白一些，那就是：放弃责任。谁要是以双倍的保险来维系伙伴关系，那么他自然成天都会担忧有可能失去，整日为此困扰。

在今天，由于自然环境遭到破坏，引起了人们对未来的恐惧，这不足为奇。然而，对于以后出生的人来说，世界总会呈现世界末日现象。如路德[1]所说："假如我知道，明日将是世界末日，那么我今天还会种上一棵苹果树。"路德的话如今依然是希望的表达，我们在这一希望中带着各种恐惧继续生活下去。

在不安宁的现实状况下，首先体现的是对生存的恐惧。工作岗位缺乏，没有了经济收入。而且按照传统的（例如印第安人就回避了这种方式）按劳分配的原则，财富的分配越来越显示出不公平。不是说，谁做出了绩效，就能获得相应的报酬，而是谁碰巧或者凭关系得到了机会，那么他就能首先展现他的成绩。

不幸的是，如今对疾病的恐惧四处可见，与此有关的话题也受到欢迎，被媒体大肆渲染。自从欧洲，感谢上帝，几乎没有

---

1 马丁·路德（Martin Luther, 1483—1546）：16世纪欧洲宗教改革者，基督教新教路德教派创始人，出生于德意志埃斯勒本。

战争以来，健康产业蓬勃发展。这是一种与根深蒂固对健康和性命恐惧联系在一起的游戏。我们不要让自己被愚弄，让自己遭受恐吓。问问自己的祖父母，他们是不是真的需要那些药丸和无糖酸奶……

对一事无成的恐惧产生于职场上的激烈竞争，特别是在关系到一项具体工作时，这是完全可以理解的。如果一个人陷入惊恐状态，丧失了自身安全感和自信，这种状况是合情合理的。如果一切都取决于一样事情，那么你就得像练习瑜伽的人一样，以此来保持你内心的宁静了。在西方文明中，讳莫如深的扑克牌可以用来佯装内心的平衡。然而，这种从远东复制而来的原理只停留在表面上，因为心中的压力并没有得到舒缓，因为没有真正内心深处的宁静来支撑。

表现恐惧的音乐比比皆是，因为没有其他任何一种艺术像音乐一样能够照亮潜意识，能够启发我们的潜意识。彼得·伊里奇·柴科夫斯基根据但丁的《神曲·地狱篇》创作出了交响幻想曲《里米尼的弗兰契斯卡》，该幻想曲为我们描绘了一幅宏大的恐惧画面。地狱风暴席卷一切。这一场景，作曲家在从拜罗伊特返回俄国的途中，在阅读但丁的著作时，亲身体验了它。特别令他难以忘怀的是，插图画家古斯塔夫·多雷为《神曲》所画的那些阴森森的插图。

20世纪结束前，保罗·杜卡斯[1]将歌德的"我呼喊的鬼神"主题谱写成管弦乐谐谑曲《魔法师的弟子》，该曲犹如一件华丽的长袍：乐曲中那位魔法师的弟子，一个未经授权的发令者，让洪水源源不断地涌来，伴随着洪水，对不可逃避的灾难的恐惧也在日益增长。

　　贾科莫·普契尼的独幕歌剧《外套》——就像典型的自然主义歌剧——以一个真实的三角恋爱故事作为范本，最后歌剧以一个血腥的场面作为结尾，那位不忠的年轻妻子在被她背叛的船长丈夫的披风下发现了自己情人的尸体。就像他们还在美好、相互信任的时光生活时，这位丈夫用这样一句话引诱过她："快到我的大衣里来！"而她所没有预感到的，不祥的音乐已经在暗示：音乐先于情节展现了恐怖的发现。

　　有一部较少为我们所知的作品，它就是匈牙利作曲家贝拉·巴托克所创作的表现主义风格的歌剧，这是一个独幕歌剧，名为《蓝胡子公爵的城堡》，在歌剧中仅有两个角色。剧中美丽的犹迪特为了追随蓝胡子公爵，离开了自己的父母。尽管蓝胡子公爵一再试图警告和阻止犹迪特，但她还是想去探索那七扇门背后的秘密。在每一扇门的后面都有一个新的恐怖的东西在等待着她，最终，在第七扇门后面的小房间里是蓝胡子公爵死去的妻子们，这些尸体身着华丽的衣服，脸上化着盛会的艳妆。此时这最

<hr>

1　保罗·杜卡斯（Paul Dukas，1865—1935）：法国作曲家和音乐评论家，主要作品有管弦乐《魔法师的弟子》、歌剧《阿里安与蓝胡子》等。

后一扇门在犹迪特身后关上了。巴托克的整部作品被他的同胞佐尔丹·柯达伊[1]婉转地说成是"60分钟的音乐喷泉",这部作品即使没有场景的替换,也为喜好感官刺激的朋友们提供了令人难忘的、叹为观止的体验。

阿诺尔德·勋伯格的表现主义独幕歌剧《期待》可谓是一部真正的恐怖神话。在该部剧中,作曲家展示了一个梦魇般的音乐世界。剧中,一个女人被压在心里的预感所驱使,游荡在自己别墅的花园中,最后在花园里发现了她爱人的尸体:爱人残忍地被杀害了,甚至被毁了容。音乐能比语言,甚至比画(勋伯格自己会画画,特别擅长于将梦境和恐怖幻想用绘画表现出来)更好地展现复杂的、纵横交错的情感,恐惧的基础便是情感。

在阿尔班·贝尔格[2]的同名歌剧《露露》中,恐怖缓慢地蔓延开来,最终笼罩了整个场景。在露露被杰克——那个好人——杀害前,音乐此时有一个总休止(所有器乐和声乐都停止了),这使听者屏住呼吸,血液凝固。紧接着,在半音阶的所有12个音的总和弦开始前,器乐发出的原始尖叫声散布在乐团的整个范围内,这种原始尖叫震撼了听众。

在德米特里·肖斯塔科维奇的《列宁格勒交响曲》中,敌

1　佐尔丹·柯达伊（Zoltán Kodály，1882—1967）：匈牙利作曲家、民族音乐学家、音乐教育家，主要作品有歌唱剧《哈里·亚诺什》、合唱剧《匈牙利诗篇》《布达瓦里感恩赞》、管弦乐《伽兰塔舞曲》《孔雀变奏曲》等。

2　阿尔班·贝尔格（Alban Berg，1885—1935）：奥地利表现主义音乐的代表人物，主要作品有歌剧《露露》《沃采克》等。

军无情地向前推进，将一切碾碎的战争机器发出碾压和咯吱的破碎声，没有任何东西能够逃脱，带着巨大的威胁，它向我们滚滚而来。

这类音乐作品中，有些在最后表现为一种自我主张，有些则表现了宽恕。听者在听这些作品时也应该获得这样的效果。对于那些乐意让冥思苦想、萎靡不振的情绪、不断增长的焦虑以及梦魇缠身的听者尤其该获得这样的效果，这也是为了从另一个角度去战胜恐惧和噩梦。如果在一部音乐作品中，这种戏剧性冲突没有达到理想的发展走向，那么您还可以组合自己的音乐。把前奏阴郁的、平复心情的、给人安慰的、让人释怀的音乐（参见"放松、沉思、冥想"和"内心平衡的丧失"这两章的内容）与明快有力的音乐一起拼凑起来（参见"精神萎靡不振"和"缺乏安全感——内在主动权"这两章的内容）。

在此，再次强调要进行的三步：如果你把自己置身于这个恐怖世界中，清醒地、专注地倾听这些音乐，那么你的恐惧就有可能相对地减轻。如果你更深入地去倾听音乐中的恐怖，然后通过性质完全相反的音乐来稳固自己的内心世界，最后用那种能带来自信与活力的音乐来强化自我。这里要提一下那种所谓的"客观的"音乐，它既不是出自有关作曲家自己的音符创作，也不是所指的音乐，即朴实的、自然的、毫无做作的、无华的音乐。在音乐的道路上，同样是谁爬得越高，就会跌得越重。

精神萎靡不振

但愿我有一千条臂膀！

能使水车旋转如狂！

能吹动所有的丛林！

能让磨盘转得更欢畅！

——威廉·米勒词/弗朗茨·舒伯特曲《下班后》

刺激在今天很常见。对所有年龄段的人，采用一定的方法，只要短时间内可以让人情绪高涨：年轻人也许会进入一种"狂躁"状态，年龄大一些的人会采取借酒消愁的办法。用音乐来让我们兴奋起来，这样更为简单一些：音乐既不具备危险也不需要大量的开支。我们只需要孕育在音乐之中的能量，将这种能量引入到我们的下意识中，同时有意识地去使自己获得帮助。

我们不能总是处于高涨的情绪之中。当我们的能量消耗完时，自然就会被拖着走。当我们在精神和心灵上出现了"被拖着走"的状态的时候，这不是精神萎靡不振的征兆，我们也没有理由让自己感到困惑不安。没错，这种状态甚至可以成为一种享受（就像阻塞的交通在你眼前畅通了一样）。因为我们可以十分享受地、带着鉴赏家微妙的自豪，挑选自己喜欢的LP和CD，可以舒适地让自己坐下来，或者我们也可以去做一些不复杂的、在一定程度上自行运转的工作。此时，音乐的能量就是电流脉冲，它能够帮助我们将内在的电池再次充满！

按照对古典音乐的理解，音乐是由旋律、和声以及节奏组成的。和声在这三个部分中是最后发展起来的。我们可以想象，音乐原则上像我们说的话一样是被记录下来的，那么旋律是在水平方向进行的，而由多个声音同时发声组成的和声产生了多个旋律组成的鸣响，它是在按垂直方向进行的。节奏安排音调在所需时间中的排列。

如果涉及驱动力，那么我们要优先考虑音乐要素，节奏和速度。在我们需要的音乐中，没有因情感和表现力而出现的速度变化，没有肖邦式的弹性速度，因为此时就会涉及对技能的要求。无论我们经历了一夜或是多个夜晚不安稳的睡眠，第二天早上迟缓地开始启动一天，或者我们紧张地工作了一天后回到家里，慢慢地又开始处理一些不得不处理的事情时，在这两种状态下：建议听一些管弦乐的乐章。

开始时，我们可以先听一段钢琴协奏曲中间的慢乐章，让我们的倦意逐渐消失，然后让结尾的乐章重新激活自己，在乐曲中忘却自己。如果我们想要或者必须放弃缓慢的准备过程，也许是因为时间不够，那么还有许多3分钟到20分钟时长的单乐章供我们享受：从斯克里亚宾那雷鸣般的《钢琴练习曲Op.8 No.12》到奥涅格的火车头节奏般的《太平洋231》。

我想在我推荐的乐曲的开头建立一个形式，这个形式贯穿于从巴赫到哈恰图良的一大批钢琴作品，这样的形式——对我们眼下的话题尤为合适：托卡塔[1]乐章（从托卡塔抽出的乐章），它是要求演奏技能的最典型的例子，这些乐章是以具有小型、精确、有节奏的单位来进行的。对于需要精神动力的人来说，它们就是

---

1 托卡塔（Toccata）：源于意大利文艺复兴时期的一种曲风，是一种富有自由即兴性的键盘乐曲，通常以和弦与乐曲之间的自由交替为特征。

彻头彻尾的维生素！

让我们从约翰·塞巴斯蒂安·巴赫开始。他最出名的管风琴作品要数《D小调托卡塔与赋格》。在托卡塔那奇特的幻想曲之后是组织有序的四部赋格曲。这是两部曲的理想的前奏！

较少为人所知的是，巴赫还著有许多《为大键琴而作的托卡塔》，这些作品演奏起来声音没有那么洪亮，但是许多中等程度的钢琴演奏者也可以弹奏它们。此类作品可以作为著名管风琴作品的十分有价值的补充。

莱比锡这座城市在孕育艺术家这一点上也扮演了关键角色：罗伯特·舒曼。他重新启用了托卡塔这种音乐形式，创作了光彩夺目的《C大调托卡塔》。舒曼最开始采用这种音乐形式是在海德堡，1833年在莱比锡结束使用这一形式。舒曼也正是在此期间结识了克拉拉，基于这部作品所具有的乐观与高度炫技的特征，克拉拉后来非常乐意演奏她丈夫的这部早期作品。

一百年以后，出现了由亚美尼亚人阿拉姆·哈恰图良创作的《降E小调托卡塔》。这位出生于提弗里斯的作曲家是一位擅长表现东方异国情调的大师。这部作品以极为生气勃勃的外部结构，采用极度快速的重复，有效地构筑了具有狂想曲风格的、热情四射的中间插曲。

1912年，还在俄国革命之前，喜欢让听众受到震惊的谢尔盖·普罗科菲耶夫写出了他的《D小调托卡塔，作品11号》，这部作品在有些地方可引发梦魇般的联想，它要求钢琴演奏家具备高超的演奏技巧，这样才能表现出如下效果：最精致的机器或机器人演奏的音乐。

十年后，坚硬甚至成了流行风格，人们把自己刚从世纪交替的柔软中解放出来，带着新的"客观性"，留着锅盖头，认为钢琴曾是浪漫感情倾泻的沙龙方式，于是他们就以粗暴无情的态度对待钢琴。

保罗·亨德米特[1]在他的《钢琴组曲1922》中，将钢琴这种乐器处理成"一种有趣的打击乐方式"。

同样地，贝拉·巴托克也在他的作品《粗犷的快板》中也如此对待钢琴，尽管如此，这位类似托卡塔的匈牙利作曲家所作的作品要比亨德米特的组曲感性得多。

除了钢琴托卡塔之外，还有许多能使精神振奋、精力充沛的音乐。约翰·塞巴斯蒂安·巴赫的全部创作无论如何都能达到以上提到的所要求的演奏技巧。他的《E大调小提琴协奏曲》第一乐章就包含了十分欢乐的动感：乐曲的大三和弦的主要动机是为了达到积极的、乐观的倾诉。主题的多次变奏与流畅的、充满动感的乐队伴奏交织在一起。其他的乐章为内心深层的情感增添了丰盈的欢乐，这一欢乐的表达同时满含着忧郁。

---

1 保罗·亨德米特（Paul Hindemith, 1895—1963）：德国作曲家，后加入美国籍，主要作品有交响乐《画家马蒂斯》《降E大调交响曲》等。

同样，《勃兰登堡协奏曲第五号》的第一乐章的主要动机也是通过主音三和弦来表现的，这里还格外加上了主要音调的重复。持续不断的节奏给我们增强了心的律动。让我们再来听听那深沉的慢板乐章，在这里大键琴、长笛和小提琴的三个独奏开始了规定的对话。乐曲的结尾部分又将那种欢乐的修饰带了回来，它与富有感染力的演奏乐趣伴随在一起。

谈到巴赫的协奏曲作品，自然不能忽略了他的《意大利协奏曲》。这是一部辉煌的、激动人心的作品（是前古典钢琴奏鸣曲的早期例子）。在这部作品中，巴赫将自己对风格的研究与当时流行的意大利大师们的风格完美地结合到了一起。二十年前，还在魏玛的时候，他就把那些大师们的风格引入了管风琴协奏曲里。仔细听这首乐曲，我们可以清楚地听到乐曲中独奏部分和乐队的对比，在乐谱上标有的"强奏"和"弱奏"，这些原本是在大键琴上键盘转换的演奏提示。

值得注意的是，在这部充满活力的、优雅的作品之前，巴赫还创作了那无与伦比的《D小调半音阶幻想曲与赋格》，这是在德国"狂飙突进"时代钢琴音乐的早期例子。这部幻想曲肯定对当时的人们产生了近乎挑衅的影响，人们应该想到，恰好是该曲中弦乐和吹奏乐奏出的十二平均律音才使得我们今天采用各种音律成为了可能。因此，那时人们才对即兴创作的巴赫感到特别惊讶："那可是……所有24个大小调啊，他任意地使用这些音符！"再看那延伸的赋格部分，尽管它只有三部，但这就是声部处理艺术的纲要，由此产生了一部极富个性的音乐。整部作品是由两个乐章组成的，专为有备而来的听者而写的。

这里还有一部如火山喷发的、充满巨大力量的作品：路德维希·凡·贝多芬最长的钢琴奏鸣曲，《槌子键琴奏鸣曲，作品29号》，在这部作品中，贝多芬增添了它的"宏伟"。乐曲一开始就跨越了五个八音度的和弦，奏出了巨大的和弦打击音响，这标志着这部钢琴协奏曲本质上已具有交响乐的格局。在庞大的开始乐章之后，作曲家紧接着用了两个中间乐章：其中谐谑曲乐章让我们看到了勃拉姆斯的影子，而迷人持续的柔板乐章让我们甚至想到了肖邦的音乐！最后的结束乐章是如此的宏伟，贝多芬让它超越了开始的第一乐章。就这部作品而言我们找不到更高级的。贝多芬似乎想承认自己的传统路线，按照巴赫的思路，他让两部曲式的最后乐章共同表现一个主题，但是完全是按照他自己的方式——以贝多芬的方式贯穿整个乐章。

贝多芬在作品《第一交响乐》中，同样有两个乐章也是被作为典型的感性音乐来处理的。第三乐章——谐谑曲——用了一个非常简单的动机，那上行的音阶（用了一个高于八度半的音阶）同时也是（不要低估空间的音响效果对心理产生的作用！）向上奋斗的效果，令情绪不断高涨，简洁地说：引发了乐观本质。最后的乐章也源于这个朴实无华的动机而突出了主题。我们几乎再难以找到比这个乐章能更好地激发活力的音乐了。

贝多芬的《第二交响乐》中，有一个重要的乐章，这就是最后一个乐章。在这个乐章中还增加了增强意志力的动机——作曲家用了一个八度半的巨大跳跃。这部生动活泼的作品产生于贝多芬一生中最黑暗的时期，它展现了生活和创作异常的同步性（通常来说，作曲家们也会不受眼下问题的干扰进行创作）。1802年贝多芬甚至起了自杀的念头。他那份"海利根斯特遗嘱"就是在那一年十月写的。"只是为了记录六年以来发生在我身上的无法疗愈的状况……只是希望状态有所好转，这是自欺欺人……我生来就是这样的火爆脾性，拥有这样生动活泼的个性……由此我就要告别这个世界……"写完这些痛苦的文字以后，贝多芬写出他的《第二交响乐》，此时他已完全丧失了听力。

当瓦格纳谈到"舞蹈的神话"时，贝多芬已完成他的《第七交响曲》整整十年了。舞蹈的神话特征首先表现在第一乐章：一段缓慢延长的开头之后，是一段以摇摆的6/8节拍为基础的、迷人的活泼快板，那伴随的节奏产生出一种特别的轻松效果。这一节奏始终贯穿于这一乐章，使整个乐章体现充沛的活力：这就是舞蹈的技艺绚烂!

古典的优雅是与活力和热情完全结合在一起的。门德尔松·巴托尔迪的《E小调小提琴协奏曲》的最后乐章就是充分表现这一点的最好证据。如果不是要处理那不可抗拒的力量，而只是去谈旺盛的激情和与此相关的无忧无虑的欢乐："开心"在德文中是一个美好的词汇，那么，对此最适合的就是这个音乐。

沃尔夫冈·阿曼德乌斯·莫扎特的《G大调第三小提琴协奏

曲》中，采用了同样的节奏表现出彻头彻尾的欢乐。在游戏般步履轻盈的3/8拍中，作曲家使用充满欢愉的音乐想象展现了他丰富的音乐思想，这一思想一个比一个更精彩，但却不会使听者耗费精力，感到不知所措。这里展示了生活的多面性以及对它的感受。

罗伯特·舒曼的《A小调钢琴协奏曲》中的最后一个乐章被赋予了高贵的、浪漫的热情，这一乐章（作为和谐的结束——提升热情）以A大调作为结束音。乐曲在圆号部分用了强有力的重音以及第一个主题的清晰的三和弦。采用使人惊讶的、令人心脏几乎停止跳动的节奏，这一重口味的效果也是作曲家附带的想法。该乐章在积极乐观的氛围下结束，它不乏为最美的钢琴协奏曲之一。

很自然，恰恰是协奏曲的最后乐章特别充满活力、热情洋溢。约翰内斯·勃拉姆斯的《第二钢琴协奏曲》那激情四射的最后乐章充满了浓厚的匈牙利色彩。在这首回旋曲中，反映出了更多的匈牙利的动机（通常是伪民俗的），自从作曲家遇到小提琴家雷蒙尼，以及完成自己的匈牙利旅行以来，就一直没有放弃这样的主题动机，这一动机在勃拉姆斯为钢琴所作的《匈牙利舞曲》中同样也表现出来。这一色彩与"圣彼得堡五人组"（例如鲍罗丁）所强调的东方色彩相吻合。勃拉姆斯在他的《小提琴协奏曲》中的最后乐章里也展现了同样的风格。在该乐章里，作曲家采用了人们熟知的双音（开始只用三度双音）将热情似火的主题很快推向一个高潮，此时音乐让人达到了情感沸腾的效果，这样的效果是听众在音乐厅里很难感受到的。我们只要用耳朵、用心，甚至嘴唇去感受这样的音乐，就会猛然获得清新的活力。

俄罗斯音乐以节奏鲜明、充满活力、旋律和谐、情感强烈为特征。俄罗斯古典音乐之父米哈伊·格林卡创作了两部歌剧，这两部歌剧标志着俄罗斯民族歌剧的开端。第二部歌剧《鲁斯兰和柳德米拉》的序曲，取材于亚历山大·普希金的童话故事，犹如最醇厚的香槟酒，是任何行动和决策的"理想之光"。

格林卡曾是名声日隆的彼得·伊里奇·柴科夫斯基的偶像。在柴科夫斯基的七部交响曲（包括《曼弗雷德交响曲》）中，他的《第二交响曲》较少被演奏。这部作品，作曲家创作于他姐姐在卡门卡的一座庄园里，卡门卡是基辅附近的一个小村庄。这部作品因为取材于民歌，因此也被叫作《乌克兰交响曲》。最后一个乐章通过对乌克兰民歌《仙鹤》的一系列变奏，使得这部作品魅力无穷，拥有豪放的民族气质以及全然的音乐价值。

也许我们有时不得不深感忧郁，才能重新在耀眼的丰富中感到幸福。这种情况就发生在这位作曲家身上。当那场婚礼灾难性地将柴科夫斯基置入了一种几乎是昏厥的状态之后，他逃到了外国——除了离开，别无他法！与柴科夫斯基保持着柏拉图式关系的女友——梅克夫人为他慷慨地提供了资助，这才使柴科夫斯基能够中断在莫斯科音乐学院的授课，休假一年。此时柴科夫斯基终于能畅快地呼吸了，生活本来可以如此美好！南方国家的自然气候养育着他。他写下了欢呼雀跃的《D大调小提琴协奏曲》。爱德华·汉斯利克[1]（那位极有见地的勃拉姆斯的主观辩护人、瓦格纳的憎恶者）在提到这部作品时这样写道：这部作品使他想起那些"看上去发臭的画面"……

不去管汉斯利克的看法，我还是想向大家推荐这个血气方刚的音乐作品。人因为各种不同的感受心态相互之间不能理解，这并不罕见。如果您对柴科夫斯基的音乐有特定的感触，由衷喜爱的话，您就绝不会错过这首充满激情的协奏曲。您能够从第一乐章中获得所期望的能量，在该乐章中饱含着强烈意愿的第一主题以及充满激情的第二主题。

除感性音乐外，还有许多民间音乐作品，这些作品也能赋予我们特别的活力，我在此将这些民间音乐同与之关联的话题一并述说。哪里有民间音乐，哪里就丰富多彩。如果您选择听这类音乐（参见本书"放松、沉思、冥想"和"向往自由、对未知远方的渴望"这两章的内容），那么您就可以换着听这类激发活力的音乐，而且可以毫不费力地常年如此，不会让自己感到厌倦——总是拥有全新的音色！

俄罗斯人——不仅仅是出于气候原因——总是对南方情有独钟，只要有机会并且在经济上许可，他们每年都会到南方去。对尼古拉·里姆斯基-科萨科夫来说，他曾是海军军官，这使他在海

---

1 爱德华·汉斯利克（Eduard Hanslick，1825—1904）：奥地利音乐评论家。

上有足够的航行时间。他的管弦乐作品《西班牙随想曲》在最后三个乐章里——阿尔勃拉达舞曲、吉普赛场景、凡旦戈舞曲，乐曲以恰当的音乐形式展现了西班牙人美好的气质。

而自从俄国有沙皇以来，就有了一个"俄罗斯的东方"，艺术家们把它作为灵感的源泉，这样高加索就成了通向东方的窗户。曾经提到过的阿拉姆·哈恰图良来自亚美尼亚。他的作品除了《托卡塔》外，在此还要推荐他的《小提琴协奏曲》，这也是一首活泼的、受大众喜爱的作品。乐曲的第一乐章由技艺绚烂的音乐和高加索民间音乐混合组成。如果您喜爱一开始有东方色彩旋律然后转为浓厚的合声的音乐，那么您也可听听优雅的行板，这是一种柴科夫斯基式的轻盈的、异国情调十足的圆舞曲，以动感为目的音乐；气势宏伟的组成部分，越到后面越欧洲化了，直到最后的乐章都是如此。

谢尔盖·拉赫玛尼诺夫移民到美国之后，不由自主地成为了好莱坞许多电影音乐风格的灵感源泉。还在俄国的时候，由于他的《第一交响乐》没有取得成功，这给他带来了巨大的心理危机。经过莫斯科心理医生尼科莱·达尔的治疗后，他才重新获得了生活的勇气和创作力。为了对此表示感谢，作曲家用自己获得的全新的生命力创作了《第二钢琴协奏曲》，并将这首协奏曲献给了他的心理医生，这首曲子也早已成为世界的宝贵财富。对于需要获得动力的听众，我在此建议他们可以直接听这部作品的中间乐章，以便能够融入到结尾乐章中那充满动感的主题神韵中去。

　　"从音乐中获得能量"，这一章的内容如果不提及谢尔盖·普罗科菲耶夫的两首钢琴协奏曲，那么内容就不算完整。第一首是他的单乐章《第一钢琴协奏曲，降D大调》，这首曲子是音乐家在音乐学院求学期间考试的天才之作，首演也是他自己弹奏的：充满了卓越的青春活力！

　　在《第三钢琴协奏曲》的最后乐章中，作曲家让钢琴奏出了和谐响亮的"脚步声"。这部作品创作于作曲家生活在国外投身表现主义的时期，该作品创作于1917年，在他结束了那部古典交响乐之后。1921年年底他在芝加哥举行了该作品的首演。该作品给所有的钢琴演奏家们提出了技巧上的艰巨而又充满了感激的任务。在乐曲的结束乐章中，作曲家没有再次去强调钢琴的技巧难度（钢琴的技巧难度在年轻的俄罗斯艺术家中被看成是进步的代名词），而是广泛地展现了丰富的情感。

　　19世纪，音乐史上体现了民族文化的觉醒。尤其是哈布斯堡王朝的双重君主制开始，民众被体制统一起来，他们开始寻找自己的音乐的独立性，以能骄傲地通过自己的努力为欧洲音乐做出他们的贡献。因为这些新来者具备着新生的活力，满脑子都装满了自己家乡民俗音乐的旋律与节奏。由此可以肯定，在与"古老"音乐之国的古典作曲技巧的结合中也就产生出了新鲜而充满个性、激情的作品。伟大的音乐家们很快抓住了这样的机会。我们所熟知的例子有老一代音乐家李斯特，他对"俄罗斯五人组"

给予了热情洋溢的赞扬；勃拉姆斯为安东尼·德沃夏克的天赋而欢呼雀跃："这个家伙比我们所有人都更有想法！"这位波西米亚作曲家（德沃夏克）的田园交响曲《F大调交响乐》的第五乐章，在出版时因为印刷错误被印成了第三乐章，在这部乐曲的结尾部分充分地展现了激情四射的活力。

既然谈到了德沃夏克音乐中充满的活力，那么我们还必须要谈谈他的《D大调第六交响乐》中的谐谑曲（这部作品也是因为印刷错误，误印成第一交响乐）——这是旋风般的富里安特[1]舞曲！

在这样的话题下，如果我们不提德沃夏克的第九交响乐《自新大陆》最后乐章中的急速、热烈的快板，那么这是非常不合理的。在这部作品里，这位波西米亚作曲家一部分的灵感来自乡音，一部分来自印第安人，在格什温之前，德沃夏克就在欧洲和北美洲之间架起了一座交响音乐之桥。在该作品最后的乐章中甚至还加入了一些早期爵士乐的因素。在德沃夏克的时代，保持开放的耳朵，对一个大音乐家来说不足为奇……

与某些偏见相反，在北方也存在着特定的气质，这些气质也能够创作充满能量的音乐。在莱比锡接受音乐教育的挪威作曲家爱德华·格里格创作出了充满生气的浪漫主义的作品：《A小调钢琴协奏曲》。在最后的乐章中，作曲家采用了生动的形式展现了

1　富里安特（Furiant）：紧凑的诙谐曲乐章融合了圆舞曲与富里安特舞曲的风格，后者是一种捷克舞曲，曲如其名，带有"愤怒"（fury）的特质。

挪威民间舞的节奏，在可爱的副部主题的引导下，该乐章走向一个辉煌的结束。

现代音乐，例如匈牙利第一作曲家巴托克的音乐，他首先清楚地使得匈牙利音乐有别于吉卜赛人的音乐，匈牙利音乐是可以融入手指跑动的技巧元素的。因此，在贝拉·巴托克创作的《为弦乐、打击乐和钢片琴所作的音乐》第二乐章中，快板中就完全体现了这个高难度技巧。乐章中，紧接着的是充满了神秘色彩的柔板和结尾部分游戏乐趣般的极快板，两者体现出了极度刺激的、同时又很深刻的结合：通过手指快速的技巧和冥想产生了精神动力；通过潜意识中掠过的神秘光线聚集了力量；通过民间音乐中的欢快和自然，产生了释放自我和激活的力量。

自然也有彻头彻尾的制作音乐或是工业音乐，这类音乐体现出非常具体的劳动流程，您只需要把自己跟这类音乐"连接起来"就行了。在所有这类音乐中，首推阿尔蒂尔·奥涅格那首描绘火车高速狂热的乐曲——单乐章交响曲《太平洋231》。

不仅仅是俄罗斯作曲家，还有巴黎的先锋派作曲家也醉心于这一新技术的凯旋。拉威尔和拉赫玛尼诺夫一样喜爱跑车；萨蒂[1]的写实芭蕾舞剧《游行》和美国作曲家安泰尔[2]的《机械芭蕾舞》一

1　埃里克·阿尔弗雷德·莱斯利·萨蒂（Éric Alfred Leslie Satie，1866—1925）：法国作曲家，主要作品有钢琴曲《玄秘曲3首》《3首萨拉班德》、交响剧《苏格拉底》等。

2　乔治·安泰尔（George Antheil，1900—1959）：美国作曲家、钢琴演奏家，主要作品有电影音乐《机械芭蕾舞》等。

样，将飞机发动机声和打字机声作为管弦乐队中的乐器来使用。阿尔蒂尔·奥涅格当然满足于使用传统乐器来描述气势磅礴的庞然大物，描述它的启动—行使—到达的形态，这里描述的是一列望不到尾的货列车从大西洋海岸横穿美国驶向太平洋海岸。当这列火车行驶到最高速度的时候，乐曲中响起了巴赫式的大合唱，这是一种技术的神话，这一技术给人类带来了祝福。

自从巴赫以来，在古典音乐中炫技（广义地讲）的东西，在爵士音乐中早已是惯常使用的伎俩。当欧洲作曲家开始接触非洲—美洲爵士音乐时，他们就受到了深刻的影响。继德彪西之后，第一批接触到爵士乐的作曲家之一，手犹如鼬鼠般灵巧的伊戈尔·斯特拉文斯基，创作了歌舞剧《士兵的故事》，他很快就被称为幽默、冷静的拉格泰姆[1]。后来，这位已经移民到美国的作曲家在他人的委托下写了《乌木协奏曲》，这首欢快乐曲是写给传奇人物保罗·维特曼[2]的，维特曼致力于"交响爵士乐"，将其作为自己的使命，并委托格什温创作了《蓝色狂想曲》。

在这期间，还有其他的人沉溺于从海外进口的音乐。成双成对地提起他们更为醒目。在音乐史上，这些成对的作曲家在各个相同的年代所生，他们给我们带来了很大的乐趣。巴赫和亨德

1　拉格泰姆（Ragtime）：美国流行的音乐形式之一，为美国历史上第一个真正意义上的黑人音乐，产生于19世纪末。

2　保罗·惠特曼（Paul Whiteman，1890—1967）：美国音乐人、乐团领导人，因资助许多爵士乐和爵士风格音乐的创作和演出，对美国爵士乐的发展起着重要影响，因而被誉为"爵士之王"。

尔都生于1685年，舒曼和肖邦生于1810年，威尔第和瓦格纳生于1813年。库尔特·维尔[1]和恩斯特·克热内克[2]都出生于1900年。两位都受过严肃的和传统的音乐教育，得到过施雷克尔[3]、洪普丁克[4]、布索尼[5]等人的指导。但这并没有妨碍两人各自创作出革命性的舞台作品《三毛钱歌剧》和《乔尼，奏起来》，在该作品中他们使用了萨克管和打击乐器。库尔特·维尔那些精致而挑衅的歌曲虽出自于德国作家贝托尔特·布莱希特的作品，但他以此证明了自己独立的存在能力。是的，其中有几首达到了最顶峰的级别，它的旋律是当今生气勃勃的音乐界所能达到的效果：这个旋律成为了家喻户晓的旋律，人们可以用口哨把它吹奏出来，它也成了"标准化"的旋律，爵士音乐家们会跟着它即兴创作。在那部《三毛钱歌剧》里，你能充分享受到那首经久不衰的《麦琪-梅瑟的歌》，以及其他的主旋律——如人们今天所称，它是一种非强制的头脑风暴，是放在一起的"乐团组合"。

如果谈到来自文雅爵士音乐的能量，那么节目单里面自然要

1　库尔特·维尔（Kurt Weill, 1900—1950）：美籍德国作曲家，主要作品有《三分钱歌剧》《马哈哥尼城的兴衰》等。

2　恩斯特·克热内克（Ernst Krenek, 1900—1991）：美籍奥地利作曲家、音乐理论家。主要作品有《容尼奏乐》《卡尔五世》等。

3　弗朗兹·施雷克尔（Franz Schreker, 1878—1934）：奥地利作曲家、指挥家、音乐教育家。

4　英格伯特·洪普丁克（Engelbert Humperdinck, 1854—1921）：德国后浪漫主义作曲家、音乐教育家。

5　费卢西奥·但丁·米开朗基罗·本韦努托·布索尼（Ferruccio Dante Michelangiolo Benvenuto Busoni, 1866—1924）：意大利钢琴演奏家、作曲家、音乐教育家。

有乔治·格什温创作的那首使人着迷的《F大调钢琴协奏曲》。开头乐章的主题在拉格泰姆爵士乐的节奏背景中展开，抒情的第二主题带着格什温那种典型的切分音。华丽的结束乐章中用锤奏方式奏出的回旋曲主题同样美妙地在托卡塔的背景色彩中飘过；音乐如此地强力，使人们完全无法从这种动力感中逃脱，除此之外，还有一个旋律流畅的副部主题直接导致听拉赫玛尼诺夫音乐时那种极度紧张的感觉。

还有一些艺术歌曲，它们的音乐动机直接取自于"工业的高难度技巧"，如约翰内斯·勃拉姆斯的那首取自于乌兰德[1]文字的歌曲，《铁匠》：

> 我倾听我的宝贝，
>
> 他挥舞着铁锤，
>
> 它铁锤听起来沙沙作响，
>
> 传遍四方，
>
> 如叮当的钟声，
>
> 穿过小巷和广场。

这首歌表达了铁匠榔头铿锵有力的锤击声，而这所有的一切都由最本质的对力量和实用的欢乐为支撑点。

与此相同的是弗朗茨·舒伯特的声乐套曲《美丽的磨坊

---

1 约翰·路德维希·乌兰德（Johann Ludwig Uhland，1787—1862）：德国诗人、剧作家、文学史家。

女》，尽管我们没有从中听到烈焰中的叮当声响。在套曲中的第五首是名为《下班后》的歌。

> 但愿我有一千条臂膀！
>
> 能使水车旋转如狂！
>
> 能吹动所有的丛林！
>
> 能让磨盘转得更欢畅！

听起来很有趣的是，作曲家明确地表现出了巨大齿轮嘎吱嘎吱的转动声；以及巨大磨盘嚓嚓的作响声：歌中采用了循环小调的三和弦织体、加之贯穿的十六分音符——6/8节拍的经过句；抑扬顿挫和谐的八分音符支撑着连续不断的"旋转重复"，这一元素给气势磅礴的劳动场面增加了额外的动感。这也是为什么恋爱中的小伙会有如下的愿望：

> 让那美丽的磨坊女
>
> 把我牢记心上……

这难道不是可以获得的精神力量？！

起来，开始新的一天

爱是每一个人心中拂晓的晨辉。

——弗朗茨·李斯特《前奏曲》前言

您是否在寻找适合清晨从睡梦中慢慢苏醒——还想赖在床上——最终从床上跳起来，准备开始无数活动（如上班、去履行职责、去学校、去大学里听课或去办公室等）的音乐？您在寻找准备去做所有这些事时需要的音乐，这类音乐让人不慌不忙，也不要求您仔细去倾听，但它会带给您秩序感、精神的振奋，也许还会给您带来一点沉思。这样的音乐可以说在古典音乐中非常丰富，我们把它称为"早餐古典音乐"或是"起床古典音乐"，正如柏林收听率最高的两个古典音乐台一样。

　　为什么音乐能使不可避免的事变得甜美和更容易接受呢？两个半世纪的欧洲音乐史提供了如此广泛的选择，您一定能在其中找到适合您口味的音乐。音乐让人能够醒来是其次的原因，最主要的还是它能让人获得极好的心情以及对新的一天有一个积极的展望。

　　一个好的开始就是事情成功的一半。第一印象总是起决定性作用的：我们给自己的印象就像我们在一天的开始时给自己的第一印象一样。一天的前奏、一种关系的前奏、一项活动的前奏——这所有的一切都需要一个推动力。音乐完全能提供这种推动力。清晨，我们的身体一夜之间已聚集了力量，我们的身体就像一个充电器，在夜间为我们充满了能量。对此我们还有这样的比喻，一个陷入爱情中的人能把自己的一生不管不顾地抛之脑后，在这种状态中，他能从根本上改变世界。舞台艺术家们都熟悉这样一种效应，只要他们一走上舞台，把自己置于聚光灯下：在他们的感觉上，怯场先会占据上风，然后身体突然会在应急情况下分泌大量的肾上腺素来对应这一怯场状况。

与前奏相关的内容我们就谈这么多。我们在此当然要聊的是一天的开始（参看"更年期危机与新的开始"和"精神萎靡不振"这两章的内容）。以积极的态度开始新的一天并不排除沉思的时刻，沉思的状态是绝对需要的。比如把这一天所要处理的事情在脑子里毫无强制地过一遍。我在此绝对不主张一大早就来一个快速的、强制性的音乐治疗，我不提倡去听那些节奏性强的、轰轰烈烈的、具有暴力效应的音乐，也不建议去听那种振奋人心的音乐，更不建议去听能煽动起"攻击性"情绪的音乐。清早，我们应该友好地同我们自己与周围的世界相处，生气勃勃地、轻松愉快地相处。要是我们有时很难进入这样的状态，因为有时候等待我们的这一天不仅仅包含着愉快的因素，那么这时我们就可以想一想，我们心怀感激的人和事，我们应该为什么而感到庆幸。这些也许涉及我们的健康、我们的好感以及我们所期待的快乐，即使这个所期待的快乐"仅仅"是下班后的快乐，下班意味着这一天的辛劳终于熬过去了。

用巴洛克大师们的室内乐来开始轻松愉快的一天是最理想不过的了——使用各种乐器的奏鸣曲和协奏曲。在这些奏鸣曲和协奏曲中，首先要提到的是高产作曲家安东尼奥·维瓦尔第，此人是巴赫年轻时代受益最大的老师之一。被称为"红祭司"的维瓦尔第是一个长着一头红发的牧师、一个身怀绝技的小提琴家。维瓦尔第当时在意大利威尼斯的一家著名的名为"虔诚"的孤儿院当音乐老师，以此来维持生计。这所孤儿院除了给他提供了生存的可能性外，还给他展示了生活迷人的一面。这是一个只收留女孩的孤儿院，在孤儿院里成立了一个乐团（该乐团以它的高水平而闻名）。维瓦尔第为这个优美的合唱乐团写下了整整400首演唱乐曲。这些乐曲当时作为协奏曲还很短，也不具有浪漫情绪的夸张，因此可以将它们作为背景音乐（从一个积极意义上）来听。

通常情况下，我们选择拥有三个乐章的乐曲，这类乐曲的特性与人在早晨对音乐需求的三位一体的意味形式相符合，即心情愉快地醒来、短暂地沉思以及精神振奋地起床和积极地开始各项工作。意大利的协奏曲是这种三位一体的组合最理想的选择。

当然，最动听的闹钟是爱人温柔的唤醒。有两首弗朗茨·舒伯特的著名的小夜曲，一首出自于《天鹅之歌 No.4》的"我的歌声穿过黑夜轻轻地向你飘去"，另一首可作为起床的节奏来听，这首歌的歌唱者大概也有自己个人的动机。在小夜曲D.889中有一首名为《听，听，云雀》的歌曲（第一段取自于莎士比亚的戏剧《辛柏林》）。在描绘了夜幕降灵的奇迹之后：

> 如果所有的一切都还不能唤醒你，
>
> 那么被爱的语气

会温柔地与你嬉戏！

哦，这下你可醒来了！

多少次爱的语气将你推向窗边，

我清楚，你就此赶紧起床，

我喜爱你的歌唱者，

你这甜美的姑娘，起床吧！

轻微跳动的节奏把歌词引导下去：

福波斯[1]再次醒来，

用露水酣饮他的马……

谁要是没有时间，没有兴趣或没有机会去做一个清晨的散步，那么他也可以在音乐中做一次这样的步行：雨果·沃尔夫根据爱德华·莫里克的抒情诗所谱写的"步行"就能让你通过步行有趣的节奏做一次兴高采烈的散步：

拿着刚削好的远足拐棍，

在清晨，我穿过树林……

我亲爱的年老的亚当，

此时感觉到了我秋日与春季的高烧……

如果你有多余的时间，甚至可以漫游在田野上。古斯塔

---

1 希腊神话中的太阳神。

夫·马勒的《第一交响曲》中使用的声乐套曲《旅人之歌》，其中一首叫《我在清晨走遍田野》，这首歌曲表现出了最快乐的旅行歌曲的旋律，我们用此旋律来开始新的一天，用夜晚积聚的力量来开启这一天，做一次自然的更新。在提到的歌曲中还唱到"有趣的雀科鸟"。

完全是另一种鸟的鸣叫声，听上去异国风情十足，而且还带有非常神秘的色彩，我们可以用这样的乐曲来开启新的一天，此乐曲便是奥利维·梅西安[1]的钢琴管弦乐曲《鸟鸣集》。此外，这部乐曲是有史以来最机智、最复杂的乐曲之一。在乐曲中，无数鸟儿的叫声都是通过管弦乐队的各种乐器奏出来的，并不像雷斯庇基[2]的《罗马的松树》里的鸟叫声是录在唱片上的。

有这样一部芭蕾舞曲，它表现世界还没有完全被创造完毕，在混沌未开的状态中痛苦地苏醒过来。这部芭蕾舞曲就是达律斯·米约的《世界的创造》，它比梅西安的《鸟鸣集》的乐曲早三十年问世。1923年，当达律斯·米约这位法国作曲家旅行来到美国，当他第一次接触到爵士乐时，便深受触动，之后在自己的乐曲中，他采用了不少爵士乐的元素。这部优雅的芭蕾舞组曲在序曲之后还有五个乐章。该舞曲描绘了原始的混乱，动植物的生命萌芽，人类的诞生、人类第一对男女的爱以及他们共同经历的第一个春天。

---

1 奥利维·梅西安（Olivier Messiaen，1908—1992）：法国作曲家、风琴家及鸟类学家。
2 奥托里诺·雷斯庇基（Ottorini Respighi，1879—1936）：意大利作曲家。

在莫里斯·拉威尔[1]的《达芙妮与克罗埃》芭蕾舞剧管弦乐组曲中，作为第一段标题为"破晓"的管弦乐曲魅力无穷。没有人能以这种微妙而与众不同的方式——用声响——来表现破晓——光的效果、鸟鸣声、声音的颜色，这一微妙的表现就如光谱的复制与重现。最终，火球般的太阳在地平线上光芒耀眼地升起。因为组曲的开场乐章如此宏伟，使得由它烘托出的组曲的第二乐童大受欢迎。

　　西欧音乐伟大的创新者克劳德·德彪西同样为我们留下了表现日出迷人景象的乐曲。在他的交响素描《大海》的第一组名为"从黎明到中午"的管弦乐中，我们看到了这一景象。尽管作曲家在其乐曲里展现了所有的宏伟元素，但这首乐曲不乏是一首气势磅礴，同时也是在音阶造诣上极为精致的作品。

　　穆捷斯特·穆索尔斯基作为一个大胆的音乐语言的创始者，德彪西非常赞赏他。出自穆索尔斯基之手的未完成的歌剧《霍凡斯基党人之乱》中的管弦乐前奏《莫斯科河上的黎明》，这是一首在开始辉煌和平、结尾时强而有力的对光的赞美诗。在这里，震荡四周的庄严的东正教钟声是必不可少的。

　　有一首非常受欢迎的、短暂表现晨景的乐曲，此曲以典型的北欧精神表现了挪威峡湾的自然景观。但奇怪的是，作曲家却把这组曲子用在表现北非景观的剧情上。这首乐曲是爱德华·格里

1　莫里斯·拉威尔（Maurice Ravel，1875—1937）：法国作曲家。

格应邀为易卜生的戏剧《培尔·金特》所写的配乐。该乐曲由各分四段的两套组曲组成。第一组曲的第一段名为：晨景。音乐在此生动地、触动心灵地描绘了曙光徐徐东升的情景。在细腻的长笛旋律中，生命的喜悦开始了它的颂歌。

当然，在每一个大城市，新的一天也是从清晨开始的。谢天谢地，在这里，同样也有"城市浪漫"。您可以在街道空空如也没有一个人的时候，为您所在的城市拍一张迷人的照片（也许这是一个拥有百万人口居住的大都市）。本来要能目睹这种幸运的时刻大多是在电视的镜头里，在电视播放国际比赛时，也可在圣诞夜里，在每个星期天的清晨，或者在一个星期中每天的凌晨四点半。谁要是渴望感受这一罕见的气氛，就可以去听在世纪交替的英国最著名的乐器作曲家所作的《伦敦交响曲》，这位作曲家名叫沃恩·威廉斯[1]。作曲家在该乐曲中表现了泰晤士河在威斯特明斯特钟声中慢慢醒来。乐曲中不可忽略地听到印象派的元素，这无疑是受到德彪西的影响。

或许您希望自己在罗马这座城市醒来。奥托里诺·雷斯庇基在他的交响诗《罗马喷泉》的第二乐章《特里顿喷泉》中创造了古罗马的魅力与城市清晨景象诗意化的结合。在清晨的时光里，那些神话里人物还独处一处，嬉戏在他们自身的元素中。在旭日东升的晨光里，特里顿和美人鱼的活动越来越旺盛——直到烈日

---

1 拉尔夫·沃恩·威廉斯（Ralph Vaughan Williams, 1872—1958）：英国作曲家，英国20世纪新民族派杰出代表，是"英国音乐复兴"运动中的得力干将。

当空。

我们谈到用奥地利的、法国的、俄国的、挪威的、英国的以及意大利的作曲家们的音乐来开启新的一天，而德国作曲家们的乐曲对于这一主题又如何呢？也许他们都是睡懒觉的人吗？拯救好名声的德国作曲家中首先要提到的是理查德·施特劳斯，此人贡献了两首壮丽的清晨乐曲。其中一首是他的《意大利之旅》交响诗，在第一乐章《罗马的乡村》中表现了灿烂的晨光徐徐东升的情景。当有人对此指责他，认为他的这个乐曲作得像一张明信片音乐时，他驳斥道："在看到罗马和那不勒斯奇妙的自然美景时，该乐曲的内容就包含在全部感觉中，与描述的决然不同。"正如贝多芬在谈到自己的《第六交响曲》时说，该乐曲"比绘画更多地表达出感觉"。

如果《意大利之旅》是施特劳斯第一首著名的交响曲的话，那么在三十年后，施特劳斯以他的《阿尔卑斯交响曲》达到了他作为作曲家的高峰。为了制造主题开放的自然主义的声响效果，作曲家在这部交响曲中使用了除了瓦格纳曾使用过的4个低音铜管外，还另加了2个低音铜管、4个圆号、4个小号、4个长号，外加雷板、风声机和整个弦乐队（仅是第一小提琴就有18只，第二小提琴有16只）。在舞台后面，为了制造遥远的声响效果，就用了12只小号。为了立体效应，施特劳斯甚至还利用了阿尔卑斯山中牛羊脖子上的铃铛声！

就像在一开始，施特劳斯通过音乐画面让听众感受到了夜从灰蒙蒙的混沌中脱出，东方渐渐泛出了鱼肚白，音乐听上去虔诚，令人肃然起敬，直到太阳的升起将音乐引向了一个奔放的、无拘无束的高潮。这部乐曲所展现的巨大空间和丰富性一方面来源于威廉时代的宏伟，另一方面来源于作曲家从德国南部所获得的大自然的力量。

孤 独

世界内在的本质就是孤独。

——乔瓦尼·皮耶鲁易吉·达·帕莱斯特里纳[1]

---

1 乔瓦尼·皮耶鲁易吉·达·帕莱斯特里纳（Giovanni Pierluigi da Palestrina，
  1526—1594）：意大利文艺复兴时期最著名的作曲家之一。

孤独拥有多种面孔。一个人如果与他的周边失去了联系，如果这一状态成为持续状态，那么它就是一种不幸。孤独时常也会是一种了解自己以及自己所处环境的机会，它会让你去思考你与周围环境的关系，甚至让你开始第一次去理解这种关系。孤独是能够触及生命最原初现象的极少的机会之一。它也是你使自己摆脱一切束缚，把自己从信息泛滥的浅薄中解脱出来的机会，也是你去冥思、去倾听、去预感、去充满希望的机会。

孤独，只要正确地看待它，确认它是一个机会，那么它就会将你引向：

解释自己以及自身所处的境遇。

树立内心坚定的希望与信心。

建立起内在的独立性去面对一个你特别依赖或是已经失去的人。

克服关系的危机。

摆脱自我的困扰。

在混乱或看上去绝望的情况下寻找意义。

在创造过程中取得的进展。

孤独可以是铸造人格、克服危机、获得专注以及创造性的机会。

那么音乐怎样才能帮助你首先去接受、承受这一孤独的状态，然后将它发挥在积极的层面上呢？

音乐的出现为绝对的孤独提供了前提。艺术家的人生价有所值，他们的道路伴随着幻想，在令人陶醉的状态下穿越荒无人烟的地带。他们的孤独起始于童年时期——在传记中通常记载的是他们身处一个欢愉的大环境中。艺术家，这个未来的"阿波罗神父"至少在一天的某个时刻得把自己隐藏起来，他得在内心深处进行自我对话，得学习自我节制以及学习建立自己内在的声音世界——这项工作无论是多么出色的、敏感的老师还是多么成功的教科书都不能为他做到。去学习、去认识、去尝试，这一切是无止境的。他们对事物的好奇心也是无休止的，因为在每一个真正的艺术家的心里总是埋藏着一个孩子。

有意识地去跟音响艺术打交道，倾听乐曲就能够使你实现"与自我的对话"。

如果谈到现代技术，确切地说谈到新媒体，那么责骂它几乎是一件好事。实际上，在这个领域里一直都在有意的，甚至常常也在不假思索地犯罪。但是我们不要忘了，具有无限可能性的媒体仅仅是人的工具，是掌握在人们手中的工具。没有纯粹的独立的媒体，只有媒体的糟糕的管理人，因为从理论上来说，媒体的作用只限于积极的层面上。音乐的重要功能是通过电视的收听和观看以及唱盘或磁带录制等这样一些大众媒体而得以倍增的。我在这里谈的是它们共同的建设功能。

音乐虽然产生于孤独，但它也贡献于由共同思想、目的、职业等联系起来的团体，无论是具体的还是虚构的。即使音乐是在孤独中被创造，在孤独中被接受，就如今而言，它是通过解释的非个性化、通过声音的保存才得以达到这一目的。举一个例子。

这本书是为听音乐的人写的，因而在此我就不会去考虑音乐制作的团体（不考虑在巴赫时期有关专业娱乐音乐和家庭音乐的各种旋律的混合演唱，不去考虑双人钢琴演奏，直至不去考虑一个爵士乐队共同的精彩合奏）。然而，一个音乐朋友，当他在听自己的音乐唱片时，他可以说：我在听这个音乐，不仅仅是我一个人喜爱这个音乐，在我所居住的这个城市里，这个国家中，这块大陆上，这个地球上有成千上万的人对这个音乐感兴趣，他们都是些敏感的人，同我一样，他们从这个音乐中听到了所要传达的情感和哲学的信息。我属于这个无所不包的团体，懂得和运用这个团体的语言：音乐作为人类美学、心灵文化的世界语。

由此，独自听音乐的人并不孤单。他进入了一个新的、无限丰富的世界。音乐是无国界的，如果您准备更宽广、更深入地去接收世界的声响，您不需要为此去学另一门语言。

如果生活暂时给您展示了一条孤独的道路，那么您应该利用它来进行自我修复，建立自己的内心世界，丰富内心世界是永无止境的。建设这一世界的基石可以说是在"空气中"：音乐有时源于相关的内心纠缠和五线谱，作曲家们将这些五线谱转换成了动力和挑战。建设自我的内心世界是一件值得去做的事，因为事实一再证明：您通过孤独使自己的内心越是丰富，使"内心的空间"越是宽阔——达到可以跟里尔克对话的水平——那么您的脸上就会更强烈地洋溢出诱人的光彩，对于您周围的人来说，您就会更非同寻常、更充满吸引力。

有些作曲家，命运从一开始注定了他们存在中的孤独。在布鲁克纳、穆索尔斯基和柴科夫斯基那里可以说是命运的判决。在其他人那里，比如在布拉姆斯和拉威尔那里，孤独是一种自己选择的存在形式。在所有这些作曲家那里，他们正是从孤独那里获得了巨大的力量。柴科夫斯基以此塑造了芭蕾舞中生动的爱情场面；布鲁克纳将他未实现的对爱情的渴望化为信仰的激情，其中所产生的和谐元素能够与瓦格纳的《特里斯坦与伊索尔德》相提并论。

与孤独的最特殊、最残酷的形式抗争的获胜者——耳聋，与世隔绝——贝多芬与斯美塔那。这两位作曲家并没有因为自己失聪而放弃音乐，而是继续在他们无声响的世界里创造出了伟大的音乐作品。路德维希·贝多芬最后创作的第32号《C小调钢琴奏鸣曲》，作为他音乐生涯最圆满的结束，这首钢琴奏鸣曲由两个乐章组成，该乐曲是气势宏伟的奏鸣曲与交响曲的混合作品。而贝多芬的作品给世界开了一个极大的玩笑：这个看上去孤独的，完全失聪了的作曲家的内心世界是何等丰富，这一内在的丰富性是他同时代的一些没有失聪的作曲家梦寐以求的。

钢琴鸣奏曲一开始起伏不平，它展示着典型的贝多芬与命运抗争的形式。他抱怨命运对自己的不公：为什么会是我遭到如此的待遇？我是多么热爱我的同类并渴望馈赠他们，为什么偏偏隔绝了我与我同类的沟通。鸣奏曲以赋格形式开展，缓慢而沉重。接下来是作曲家的遗言：独创性的质朴无华的主题变化逐渐将我们带入远离尘世的境界。一个充满无限诗意的作品，它取材于绝对的绝望与孤独。

1806年是贝多芬高产的时节，贝多芬完成他唯一的一部小提琴协奏曲，同时他也写下了他的《第四交响曲》。从某种意义上说，这部乐曲充满了它的独特性。如今我们找不到这部乐曲的草稿，要么这部乐曲的草稿被弄丢了，要么就是贝多芬一气呵成完成了这部乐曲。无论怎样，该部乐曲的基调轻松、活泼，让我们感到意外——与贝多芬的充满悲壮色彩的《第三英雄交响曲》和《第五命运交响曲》相比，差别极大。

自"海利根施塔特遗嘱"[1]以来，作曲家贝多芬还从未感到任何愉快的心情。灾难性的失聪日益严重。夏日给这位孤独的人提供了一次在匈牙利逗留的机会，这次逗留赋予了他众多的灵感。贝多芬这次在匈牙利的逗留是去拜访朋友布伦瑞克，他与布伦瑞克的姐姐交往甚深。

如果我们去听贝多芬的《第四交响曲》，在终曲乐章中充满了欢快、喜悦的气氛，我们似乎看到了维也纳人成群结队地在

1　1802年，贝多芬给自己的兄弟卡尔·贝多芬和约翰·贝多芬写了一封长信，信中谈到自己失聪的病况，他相信自己已离死亡不远。

郊外的草地上打着球或奔跑着，一起共享着野餐，正如你在你生活的时代可以看到的一样。而这一切对于当时的贝多芬早已不现实了。在乐曲中，贝多芬利用了自己的内心生活，将创意的现实、生命中的记忆和艺术家的想象转化为了艺术的真实性。在此充分地表现了一个孤独的人对快乐的记忆，它同时展现了艺术家想与他人分享这样的快乐，想用该乐曲激起别人的快乐。由此，在人类动力的驱动下，在现实、群体、个人和幻想之间产生了一个令人安慰的循环。（有关详细信息，请参阅与"渴望"有关的章节。）

　　彼得·伊里奇·柴科夫斯基同样在生活中也承受着磨难，他生活的特征展示着他所处的社会的不宽容以及自己几乎病态似的敏感，这一敏感使他不断惶恐地逃离他的同类，尤其是众人的聚会。但是幸亏柴科夫斯基拥有令人钦佩的自律，这使他能够去感受到自己那颗充满爱、希望和绝望的心的最为微妙的律动——尤其是当他充满激情地爱上了一个女人的时候，他便将这一得不到回应的爱充满深情地转化为动人心弦的旋律。在孤独里，柴科夫斯基时常在大自然中获得慰藉。很快，他就可靠地、系统地建立起了自己的内心世界，这一内心世界随之为他提供了他所需求的力量以及灵感的源泉，就这样，同类对于他也就不再那么难以忍受了。

　　当柴科夫斯基来到莫斯科，在莫斯科音乐学院出任音乐教授后，他立刻开始创作自己的第一交响曲《冬日之梦》，在这首乐曲的第二乐章中，如歌的行板标题为"阴郁的、浓雾笼罩的疆土"，作曲家在这首乐曲中表现了自己对自然风光的切身感受：在这首乐曲首演的两年以前，柴科夫斯基曾与自己的一个密友一同前往人烟稀少的拉多加湖，在那里，俄罗斯北部大自然苦涩的美丽的风光赋予了他创作这部乐曲的灵感，这是一首对孤独的内在的、阴郁的赞美诗。

一个经典的相应乐章是柴科夫斯基《第四交响曲》中的中间乐章，这首乐曲最初表现出优雅、冥思苦想的心境，随之进入表现节日快乐景象的气氛，最后以表现强大的意志力而结束。正如柴科夫斯基本人表示："如果你在自己的内心找不到快乐的缘由，那么你就到民众中去，看看他们是怎样取悦自己的……"

移民美国的谢尔盖·拉赫玛尼诺夫在他生命的中期，创作了他的晚期作品《帕格尼尼主题狂想曲》，这是一部美丽绝顶的钢琴交响曲。芭蕾舞编导弗金本来想将这首乐曲用于芭蕾舞中，在该曲中作曲家给出了这样的内容提示：帕格尼尼（通过这一人格化标题的狂想曲）与黑暗势力缔约（在死神的主题——"愤怒之日"中），获得了"魔鬼般的"精湛技艺，并通过一个美丽的妇人实现了自己对爱的向往。（柔板的变奏：这绝对是音乐史上最华丽的乐曲之一！）可是到了最后，魔鬼得到了他的报酬：艺术家的灵魂。

这样的话题让我们不禁要谈到浮士德的问题。爱冥思苦想、怀疑一切的浮士德博士因为自己的博学才智而孤独。比其他人更多地去了解事物，深入地去思考它们，这会给一个人带来永久的孤独。

在表现浮士德一系列的曲目里，最著名的要数弗朗茨·李斯特的由三个乐章所组成的《浮士德交响曲》，这首乐曲毫无争议的是李斯特的主要作品。第一乐章讲述的是浮士德这位学者从孤独中获得力量，走上揭开世界之谜之路，与世隔绝的生存状态无疑也给他带来了怀疑，不，甚至是绝望，这一绝望来源于浮士德对智慧的渴望，也有对温暖的渴望。荒凉的土地再一次地成为了灵魂的写照。

与李斯特交往甚深且几乎同龄却英年早逝的费利克斯·门德尔松·巴托尔迪曾一度到苏格兰去旅行。苏格兰阴郁幽暗的、荒凉的、承载着历史的土地给门德尔松留下了极其深刻的印象，这一印象在他的心里沉淀了很久，十三年后他写下了他的第三交响曲，将该曲命名为《苏格兰交响曲》，这是一部严肃的、充满了思绪的作品。为了表现缓慢前奏的核心主题和第一乐章的主题，作曲家采用了四度跳进与小调三和弦——一个渴求浪漫主义的主题。这一主题在瓦格纳的成熟期也能够听到。在这里，关于谐谑的主题构思，门德尔松是用转变的大调来演奏的。

在约翰·布拉姆斯一生的爱——他对克拉拉·舒曼的爱没有得到回应之后，他便有意识地将自己与世隔绝起来，之后他还特意去追求孤独，将孤独作为他适当的工作框架和生活框架。这种状态耗费了他多少精力，我们在他拨动人心的、忧郁决绝的《悲剧序曲》中就能听出。"自由——然而——孤独",勃拉姆斯很早就将这一座右铭用于自己的生活之中,并将它写进了自己的乐曲中。这一主题我们在勃拉姆斯早期与他人集体创作的《F·A·E·奏鸣曲》[1]中他写的谐谑曲中能听到。这一奏鸣曲是勃拉姆斯与另外几个作曲家为献给他们共同的朋友小提琴家约瑟夫·约阿希姆而作的。

谈到孤独的作曲家,我们不得不提到赛萨尔·弗兰克。诚然,他所拥有的孤独正像在布拉姆斯与布鲁克纳那里的孤独一样,不是来自于外在的压力,而是自己选择的结果。孤独在他们那里是一种自我的内心的对话,与自己的对话(在勃拉姆斯那里),与上帝的对话(在布鲁克纳那里)。在这样的孤独中少不了抗争、尝试、失望与渴望。这一切,作曲家弗兰克都在自己的《D小调交响曲》中的最后一个乐章中表现出来了。乐曲中体现了自信,自信那条路,那条正确的路就是他的路。洪亮、凯旋的大调在最后打开了终曲的大门。从孤独的角度来看,作曲家例外地只用了三个乐章就将孤独的境遇表现得淋漓尽致。在第一乐章中主要表现了斗争与内心的冲突,沉思的快板勾画出一幅一个孤独的但并非寂寞的人的画像。

在理查德·施特劳斯那里,孤独被他看作是冥思与智慧的源泉,他把这一切写进了他的交响诗《查拉图斯特拉如是说》中,

1　《F·A·E·奏鸣曲》是勃拉姆斯、舒曼以及勃拉姆斯的学生迪特里希共同创作的一首小提琴与钢琴奏鸣曲。其中的谐谑曲由勃拉姆斯所写。

这部交响诗是根据德国哲学家尼采的同名哲学散文诗而作的。在这里谈到的查拉图斯特拉并非是一个执意要神秘地独自隐居、远离尘世的人物,恰恰相反,他是要获得一个对生命鲜血淋漓的肯定。这部意味深长的作品是尼采在严重的身心崩溃后写的,在"神圣的时刻"(按照尼采自己的说法)完成的,这个时刻也刚好是瓦格纳在威尼斯的文德拉明宫去世的时刻。

查拉图斯特拉,这个三十岁的宗教创始人走进了深山老林。在这里他享受着自觉精神的充盈饱满和孤独,这种生活状态让他在十年中从未感到疲乏。他在日出时来到太阳跟前,面对着太阳说:"你这个巨大的星辰,如果没有你点燃一切,你的幸福会是什么呢……我们每日清晨在等待着你的点燃,带走你的丰盛……我已厌倦了我的智慧……我需要伸出手来。我想要赠予、分配,致使人群中的智者重欢其愚庸,贫者更欣其富足。为此,我必须进入深渊,如你傍晚所为……我必须,如你一样,消隐落山……"

这部尼采的哲学诗集在当时不为人所理解,它给尼采带来的是更多的与世隔绝与更大的孤独。为了使我们对施特劳斯的这部乐曲有所感触,我们不一定非要去了解作曲家所采用的这部诗集产生的历史和与之相关的哲学背景。但是,在通常情况下,对事物精神关联的了解可以深化我们对音乐的吸收。

理查德·施特劳斯的另一部作品最终的结果还是采取了内在的步骤,尽管我在这里的这个提议看上去比较薄弱,但是它并没有削弱我最初的构想。这部作品便是施特劳斯为自己而写的《英雄生涯》交响曲，在这部作品中，施特劳斯认定自己的生涯不逊于拿破仑的生涯，曲中他详细描述了自己以及与环境的关系。在乐曲的四十分钟内，他的描述是谦逊的。有关拿破仑在各大图书馆里都能找到足够的资料。在描述斗争、爱恋、业绩之后是第六乐章"英雄的遁世与圆满结束"。在第五乐章"英雄的业绩"中，理查德·施特劳斯对自己的业绩做了一个回顾。在此我们可以听到他的《唐·璜》《查拉图斯特拉如是说》《死与净化》《唐·吉诃德》《蒂尔的恶作剧》，在乐曲的最后想起了他的《穿越暮色的梦》。歌词的原意为：

我不急行，我不着急，
一条柔软的天鹅绒丝带牵着我
穿过暮色来到爱的国土……

在乐曲的最后，施特劳斯踏上了寻求内在之旅，与自身合为一体——这一最终圆满的结束不应该仅限于艺术家，而应该针对每一个希望释放自己个性的人。

有迷信观念的马勒，按照他的交响乐排列，他的《大地之歌》本应为第九交响曲，但因为贝多芬、布鲁克纳在写完第九交响曲后逝世，为回避之，故将他的交响曲化名为《大地之歌》，该曲的第二乐章也是取材于中国诗集，名为《寒秋孤客》，诗中这样写道：

秋湖上幽蓝的雾弥漫；

霜白覆盖了每一片草叶……

我心已疲惫……

我心中的秋日太长太久，

在孤寂中抛洒了太多的眼泪。

爱的阳光，难道永不再照耀我，

温柔地拭去我苦涩的泪水？[1]

　　大自然秋日的萧条与心绪在此圆满地融为一体，而春天只是一个永恒的实例，不要去问四季的流失，"爱的阳光"无所不在，天空总会破开乌云……

　　孤独也可以愉悦感官，让人享受不已。谁不了解对隐居的渴望，隐居应该在每一个人的生活中占一席之地，作为职业繁忙与城市喧嚣的另一种存在形式。谁要是永远不能孤单，从来不能与自己独处，那么他就会像一个孤独的人一样受到孤独的侵害。

　　隐居的本质，隐居的存在形式包含在孤独的冥想之中。

　　孤独这一主题在18世纪和19世纪交替之时就被阿诺德·勃克林[2]

1　引自邹仲之先生的译文。

2　阿诺德·勃克林（Anorld Böcklin，1827—1901）：瑞士象征主义画家、雕塑家，19世纪欧洲著名艺术家之一。

用绘画的形式表现得生动无比。马克斯·雷格[1]将这一主题体现在他为勃克林的画所作的四首交响诗Op.128的《小提琴隐士》中。我们可以与我们的情感独处,孤寂但丰富地存在着。在雷格的乐曲中,作曲家用教堂音调般的旋律,分部采用了弦乐器的演奏(一半的弦乐器采用的是弱音)来表现一个人深深地沉入心醉状态的迷狂的祷告。

一贯在世俗生活中独来独往的安东·布鲁克纳,曾因为追求一位年轻女士一而再再而三地向这位本来不适合他的女士求婚,而最终没有获得成功,由此变得更加郁郁寡欢。但是他的孤独只是外在的,因为在他的内心世界里,与自我和创世者的对话从未间断过。在他的《第九交响曲》中,他并非将这位创世者仅仅视作"亲爱的上帝",而是把他看作是置于一切之上的庄严的、不可触及的东西、一种冲击力强大的力量。我们在此听到的是:赞美神的圣歌。

1　马克斯·雷格（Max Reger, 1873—1916）：19世纪一位颇具个性的德国作曲家。

放松、沉思、冥想

洁白美丽的云彩穿梭在深邃的蓝色之中，

像美好静谧的梦，

我好似已逝去，

灵魂穿越在无限的空间里。

——赫尔曼·阿尔梅斯词/约翰内斯·勃拉姆斯曲

《田野的寂寞》

紧张可以带来高效，高度紧张甚至更能带来效益。把神经绷紧了是做出成绩的先决条件。但是放松才是神经绷紧的先决条件。如果一个人长期处于神经绷紧的状态，不放松自己，那么他就会像一张拉得太紧的弓会崩断，或是像断裂的肌腱，整个人就会崩溃。

　　可以说，我们同时代的一些人，他们在生活中不看后视镜驾驶，无所顾忌，让别人为他们收拾自己造成的烂摊子。这是一些从未有能力去思考、去辨清、去沉思的人。另一些人尽量用许多自己安排的日程把自己的时间填得满满的，把自己的生活过得一天到晚风风火火的。他们本来很乐意去回放一下子自己过的日子——就像开车一样，有两个后视镜可以向后看——但是，对此，这些人却没有时间。每个人都会有自己允许的时间。这些人在生活中将这种肆无忌惮一直进行下去，直到有一天他们的速度达到了伤及性命的程度。由此所导致的结果有家庭问题的产生、婚姻的危机、对社会周边关系的陌生化，这些问题堆积起来得不到解决，最终就会转化为心理疾病，严重时会出现心肌梗死。

　　放松作为一种基本有效的手段对此会有很大的帮助，放松包含沉思。因为在这个过程中需要放下、和谐与秩序，由此，音乐可以为此提供有益的帮助。我们在听音乐的时候可以整理我们的思绪，明确我们的情感。音乐均衡的分段形式会给我们的下意识暗示，我们在一定程度上可以以此清理我们的灵魂。这就像我们终于开始整理我们混乱的办公桌一样，在整理中，我们意外地找到了长期以来一直遗失的东西。在聆听有澄清功能的音乐时，我们内在的双眼突然会获得辨清的能力，这一能力在生活的快速节奏中被丢失。另外还有一个通过音乐获得放松的方法，它能使我们从自己的问题中转移出去，使我们不常受到"强迫念头"威逼，这种方法便是：有意识地去追踪一些特定的音乐——要么是具有节奏差异的对位的音乐或是同音的音乐（例如，拉丁爵士乐）——这样的音乐能让我们不知不觉地忘记那些不由自主地困扰着我们的烦心事。音乐给人带来自己解决所遇到的问题的距离和空间，它仿佛把我们带到旷野，把我们从看问题的死角中解放出来，这样我们最终能够充满力量地、有秩序地、精神焕发地、带着积极的态度回到生活中去。庆幸有这样的自律和应对，没有真正的音乐它们是不可能产生的。

作曲家们创造出有利于沉思和冥想的音乐通常是受大自然、回忆以及情欲所启发，或者说，这也是启发乐章之间生动的内在联系因素（大致在协奏曲与交响乐中）。典型属于这类音乐的要数维也纳古典音乐，这类音乐的特点更多地受内在逻辑和结果的影响，而少于去追求音响效果。当然，巴赫的、亨德尔的和与他们同时代的意大利作曲家维瓦尔第的、科莱里[1]的对位的音乐也属

1　阿尔坎格罗·科莱里（Arcangelo Coreli, 1653—1713）：意大利小提琴演奏家、作曲家，也是意大利小提琴学派的奠基人。

于这类——如果它们不是被夸张地，过度强调地演奏出来的话。这些乐曲既不是充满活力的、强调动感的各种协奏曲的第一和最后乐章，也不是巴赫的管弦乐组曲或亨德尔的"水上音乐"和"皇家焰火"。而更多的是巴赫—亨德尔时期以及各个时期所有作曲家所作的协奏曲中缓慢的乐章。再次做一下限制：那些极度外向的、高度表现主义的大师们的作品，如马勒或是拉赫曼尼夫的作品在此我不做推荐。因为在我们听音乐时，如果脉搏加速，在聆听弦乐不断演奏悠扬的旋律时，屏住呼吸，情绪过于激动时，我们就不能达到平心静气的状态。

如果您想在放松5到10分钟后又重新激活自己，那么在此我推荐巴赫节奏律动强的乐曲和莫扎特的快板。或者您一开始就听同一个乐曲：您一开始听缓慢的独奏乐章，然后从后面的乐章中吸取新的决策力和行动力。

约翰·塞巴斯蒂安·巴赫缓慢的乐章中渗透着一种宁静，这种宁静有一种有益于整理听众的思绪的功能。就像在巴赫的《勃兰登堡协奏曲第5号》中，三位独奏者用乐器缓慢地进入轻松的、睿智的对话。

巴赫的《D小调第1号羽管键琴协奏曲》第二乐章中的G小调就有这样的功能效果，乐曲同时展现了平静的、有条理的、滋养身心的功效。相对较长的、不断重复的低音主题曲让人想起帕萨卡利亚[1]。乐曲所造成的思考的氛围对在心平气和、没有压力的状

1　原为意大利、西班牙民间漫步舞，后演化成乐曲形式。

态下寻找解决问题的办法会有帮助。

相比之下，巴赫的两首伟大的小提琴协奏曲在中部乐章中体现的内涵更加丰富与情感更加深入。在这两首协奏曲中，类似帕萨卡利亚的、不断重复的低音主题主导着乐曲（它们比以上提到的羽管键琴协奏曲要短一些）。《A小调协奏曲》体现出的情绪为中性，而D大调中的升C小调却倾向地展现出了哀怨、哀悼的气氛。是的，在这里我们可以把它称作巴赫式的忧伤。这其中也包含着沉思的特性，这一特性只会在一些昏暗的灯光下才会拥有。可谁又会总是愿意生活在阳光四射的环境之中呢？

在莫扎特几乎不可忽视的乐器演奏的创作中，我在此推荐三个乐章，这三个乐章都是在不同的组队下用五种乐器演奏的。1784年，莫扎特写下《降E大调钢琴和管乐五重奏》，在这个编号为K452的令人难忘的广板中，钢琴轻柔地环绕着管弦乐，令人心醉神迷。五年以后，莫扎特又写下了他的《A大调单簧管和弦乐五重奏》，编号为K581，这部曲子里，单簧管和其他四个弦乐乐器同样奏出了深切的、规律的、如流水般潺潺流动的广板，它们听上去柔软，拨动人心。1791年，莫扎特在他去世前不久，为一个双目失明的玻璃口琴女演奏家创作了一部奇异的作品，这是一部为口琴、长笛、双簧管、中提琴与大提琴所写的五重奏，编号为K617，在这部曲子里，莫扎特将各个乐器的功能发挥到了极致。这部曲子仅由柔板和回旋曲两个乐章组成，在第一个乐章中，口琴与长笛演奏出了忧郁、哀婉的二重奏。

在贝多芬的《第三英雄交响曲》和《第五命运交响曲》之间，他还写了《降B大调第四交响曲》，这部交响曲充满了内在的意外的和谐和内心世界的平衡，对，应该说是表现出了阳光四溢的愉悦心情。降大调的柔板为我们提供了一个心平气和地去沉思的境界。尽管中间部分体现了忧伤的情调，但这一点并不影响该曲的基调。当长笛奏出了歌曲的主题，凯旋的胜利越过咄咄逼人的气息历历在目。在贝多芬《G大调第四钢琴协奏曲》中的第二乐章里，钢琴柔软的独奏与乐队的浑厚相辅相成，相得益彰。在此，我们可以在聆听中观察到一个表现出来的探讨，这一探讨缓慢地展开（以中等速度的快板）能够激起我们去沉思和反思我们自己的问题，去面对我们所遇到的冲突。

弗朗茨·舒伯特最诱人的室内乐《C大调弦乐五重奏》很有可能是在他生命的最后一年写下的，那时他大概对自己生命的期限已有所知。如果我们不去看这之间的关联，不去听整个作品，而只是去听该乐曲的第二乐章的柔板，在此，舒伯特把旋律完全交给了乐器发出的声音。在第二大提琴发出低沉声响的伴奏下，第一小提琴在高音区奏出了旋律。中间部分出现了极大的反差，F小调代替了E大调，心绪的纷乱和慌慌张张代替了和平的田园风光景象。可是到了最后，内在与外在的和谐却战胜了一切，这个结果一定是作曲家在生命的最后时期所期望获得的遥远的梦想。

费利克斯·门德尔松的《E小调小提琴协奏曲》用缓慢的曲调

表现出了温暖、平衡的心情，这首乐曲同《仲夏夜之梦》的序曲一起成为了最受欢迎的作品。明确的C大调（在开头之后听上去更加绚丽）奏出了深切的全音阶旋律。这里没有表现任何麻烦、任何思想深刻的冥想，有的只是温柔的感觉和对内心的审视，同时让您感受到和谐的欢乐与美好！

　　克拉拉与勃拉姆斯的爱恋就像为舒曼的死做了一个最终判决，舒曼死后，勃拉姆斯从杜塞尔多夫搬到了德特莫尔德，这是在他迁居到维也纳以前，以后在维也纳他开始了自己的成熟期。在德特莫尔德的这个过渡期间，26岁的勃拉姆斯在那里度过了刻骨铭心的日子。他为交响乐团写了两首《小夜曲》，其中的第2号A大调《小夜曲》揭示这位年轻作曲家的情感状况。这首拥有五个乐章的小夜曲以它深思熟虑的基调令人刮目相看。这五个乐章的基调在根本上是合适于宁静的小夜曲。在该曲中体现出来了勃拉姆斯之后的两个特征：伤感，苦涩、压抑的温柔。在这首小夜曲中也体现了乌云密布下的沉思。

　　勃拉姆斯最信赖的朋友是匈牙利的多才多艺的小提琴家、约瑟夫·约阿希姆，此人作为皇家音乐学院的校长，为柏林的音乐生活赢得了巨大的功绩，年轻的勃拉姆斯将自己写的唯一的《小提琴协奏曲》献给了他。乐曲中，不仅仅是管弦乐队中的四个圆号为该曲赢得了抒情性的旋律。歌曲般朴素无华的柔板旋律真挚地打动人心，同时也将听者的视线引向其内心世界。

　　赛萨尔·弗兰克的《D小调交响曲》表现出了快板光线般美

丽耀眼的转换特点。这是作曲家写下的唯一一部交响曲，然而它却是一个极为独特的乐章。这位法国音乐史上的"塞拉菲尔克神父"在该曲的第二乐章中尝试将两个主题——缓慢的与小舞步曲式的——联系在一起，为此他使用了轻柔的节奏与诙谐曲的手法。外部歌曲般的主旋律是由英国圆号来演奏的，圆号发出的细长、优雅的声调，这一创作早于德沃夏克的《致新大陆》中的著名的广板。它是在忧伤与慰藉之间轻微的晃动。我们并不是非得驱散我们心中的每一片乌云，抵御内心的每一块阴暗的浑浊。这一涌动的乐章适合我们去探究内心复杂的、"难以形容"的情绪（用音乐声表达出来），并将之放下。

有一些音乐之所以会时常"缭绕在耳边"，这是由它们的命运决定的。谢尔盖·拉赫玛尼诺夫的一个旋律完全成为了这样的结果。这首乐曲可以听到不同加工后的版本，琴弦与管风琴的版本尤其受欢迎。这首乐曲本来是一首歌，一首无言歌，它有一个与之相应的名字，这就是：《练声曲》。1951年，作曲家写下了他这首最后的无言歌Op.34，拉赫玛尼诺夫在写下这首歌曲时，一点没有预料到，这首简短的、极为真挚的、诗一般的、强烈渗透人心的歌曲后来会成为他最著名的作品。很快他就把这首歌曲改写成了一部管弦乐曲，第二年他亲自指挥了这首管弦乐的演奏。这部C小调的作品证实了把声响空间传递给听众情绪的可能性。乐曲中放弃跳跃，限制在只有慢旋律的步骤给人传递了内心的平衡与安全感。乐曲带来的安静、和平的效果源于连续不断地连奏。最后，交织在一起的听上去悦耳的、巧妙地调和出来的和谐旋律线使我们能够整理和消除我们自己内心时常出现的相互矛盾的感觉。我们在这首乐曲中必不可免会听到安慰的成分，尽管作曲家对这一《练声曲》的内容没有发表过任何看法。但曲中一开始就引用了安魂曲中《震怒之日》的元素。由此，有关这个曲目我们在"死亡"一章中会再次谈到。

下面要谈的是一首非同寻常的管弦乐曲——之所以称它非同寻常，这是因为在我们宽广的音乐范畴内所谈到的这位作曲家还几乎不为人所知（这是毫无道理的）。我们在这里所谈到他写的这首曲子是在世界范围内都演奏过的，这就是美国作曲家塞缪尔·巴伯[1]的《弦乐柔板》，这首乐曲原是巴伯的弦乐四重奏中的一个缓慢的乐章。1938年托斯卡尼尼指挥交响乐团做了首演，首演后该曲获得了无数的赞誉。在这首乐曲里不仅是弦乐合唱团悠长激进、规律的旋律深深地触动着听众的听觉，而且管弦乐队立体的声响也深深地牵动着听者的心弦。该乐曲虽说不算长，但已足够达到渐渐"深入人心"的效果，可作为内在倾听的内容来保存。

冥想是内在释放的最高等级，它允许我们能够沉浸到非主观的事件关联之中，令我们可能摆脱问题的存在，将所有的忧虑和困境相对化。当我们有意识地认清，我们自己并不是处于世界的中心时，我们就能将自己从那些日常的窒息与平庸中释放出来，就能在围绕我们的微声中，甚至在"宇宙的奇思妙想"中进行思

---

1 塞缪尔·巴伯（Samuel Barber, 1910—1981）：美国当代著名作曲家。

索。任何客观的音乐都可以促进这一沉浸，所谓客观就是那种为一个目的而写下的乐曲——从印度拨奏弦鸣西塔尔到格雷戈里亚，再到东正教的教堂音乐，从帕莱斯特里纳到许茨[1]、巴赫，再到法国古典派作曲家，如弗兰克的童稚、虔诚的管风琴作品，或是德彪西的《牧神午后前奏曲》和梅西安的双钢琴曲集《阿门的幻想》。

从本书的核心出发，我们现在过渡到弗朗茨·李斯特。弗朗茨·李斯特的13首交响诗为西方的音乐史奠定了里程碑。受到柏辽兹的《幻想交响曲》和贝多芬的《田园交响曲》的启发，从法国浪漫派和他深爱的艺术的融合（通感）中吸取灵感，李斯特作为新德国作曲家学院的领袖在魏玛逗留期间创作了丰盛的作品。这一系列以它们的顺序排列的交响诗的内容扣人心弦。在他去世前五年，李斯特作为这一体裁的后来者破格地写下了他的多乐章的交响诗《从摇篮到坟墓》。在这部交响诗中包含着巨大的、充满自身矛盾的、非同凡响的、具有成效的对人类的回顾：这是哲学的沉思，明智、从容的思索。

李斯特的一系列取于宗教灵感的钢琴作品，都适合于冥想。在他旅游的第三年中写下的《旅游岁月》，其中包含的九段乐曲都适合于我们谈到的主题。只是在该乐曲中的《对天使的祈祷》和《艾斯特庄园的戏水》段落中才体现了对死亡的反思。最后的

---

1 海因里希·许茨（Heinrich Schütz, 1585—1672）：德国巴洛克时代初期的作曲家。

段落对法国印象派是一个极为重要的曲目，它用声音表达了水的艺术，表达了对永恒的、"源源不断的生命之泉"的思索（摘自作曲家的笔记）。

有关其他李斯特在同时期能够体现出真正内容的选集，李斯特的《诗意与宗教的谐音》灵感来源于A.拉马丁的诗篇《诗意与宗教的和谐》，为此，他创作了十首声音印象的抒情曲，它们涉及很少的文字。实际上，在李斯特原始的音乐作品中，这些作品对他造成了不好的结果，而在后来的几年中，他那些难以处理的作品才体现出有所"超越"的迹象。但是，把它们用于我们所谈的主题是绰绰有余的。除了一些浮华的段落（第一、第四和第七段落），其他部分都表现出了：内在深深的感触、温柔规律的节奏。这部钢琴曲质朴无华，闪烁着印象派的光彩，旋律充满了激情。

古斯塔夫·马勒《第四交响曲》的最后两个乐章闪烁着天堂般的宁静与雀跃，充满了从世俗世界具体的联想中解脱出来气氛，体现出来的情绪交替变换，细腻动人，但最终体现出的是怡人心脾的和谐。作曲家以略似柔板的速度来表现自己对一个墓园的想象，在这个墓园的石碑上刻着某个死者的姓名，在这一墓碑下躺着一个双手交叉放在胸前的熟睡的人。交响曲最后结束于《男孩的魔号》歌曲中的一段歌词：

世间所有喧嚣和纷扰！

在天堂都听闻不到！

所有的一切都处在最为柔和的静谧中！

实际上，面对死亡，我们每个人都会舒缓内心的痉挛，都会绽放出微笑——这是一种开怀的反思，是一种使自己面对黑暗天际的状态……

同样，马勒将自己的痛苦和所遇见的问题部分地表现在了《大地之歌》里。第一乐章的《愁世饮酒歌》同样也来自东方的抒情诗歌，诗歌体现了对远方的向往与逃离尘世的渴望，汉斯·贝特格在上个世纪末将这首诗歌翻译成了德文，为欧洲文化史做出了极大贡献，要问该怎么形容它，那么可以说，它犹如一滴洒落在宽阔山谷里的甘露。

乐曲中，拥有巨大功能的三和弦转调带来了实际意义上的效果，乐曲听上去崇高而神秘，马勒以此决然地表达出了自己的心声："生命是黑暗的，死亡亦是如此"，这一载满了沉思的所指是如此"平静"。

> 天空永远湛蓝，大地永远苍茫
> 年年春色，繁花绽放。

在此之前采用的是东方奇特的话语：

> 悲伤的歌听似灵魂的笑声，

当哀愁升起，灵魂的花园枯萎荒凉[1]……

这一展开的句子揭示了古老的智慧：对死亡的思考是人类对生命和其所具有的意义最高级的思考！

通常是大自然的奇观助我们去做内在的澄清。1877年，约翰内斯·勃拉姆斯根据赫尔曼·阿尔梅斯的诗谱写了乐曲《田野的寂寞》，乐曲以这样的句子结尾：

> 我好似已逝去，
> 灵魂穿越在无限的空间里。

冥想是走出自我，甚至是走出尘世空间的形式。阿基米德早已知道，他可以采用对宇宙的参考来处理尘世的不足："给我一个支点，我就能撬动地球。"源于宇宙和神秘思路的音乐就能让我们把它当作强而有力的杠杆，借此去铲除我们心灵上的负重——我们可以想象出一幅画面，在这画面中，一件物体在水中轻盈起舞！反思所有的关系，即所创造的一切事物的原始亲属关系，它们与音乐的起源都是有关的。毕达哥拉斯已研究了数学和声学之间的比例关系，同样，在中世纪时，对行星轨道和声音艺术的间隔顺序也做了研究。

更胜一筹的是，在他那个时期就分辨出三类音乐，其中最低的是只能发出声响的东西，它被称作乐器——因为音乐需要一个

---

1 摘自邹仲之先生译文。

发出声响的工具（人发出的声音也是可以的，被称作声乐）。古人更看重的是"人类的音乐"，看重人在所有秩序中的比例与参与。最崇高、最高尚的音乐境界被中世纪的美学家们称作"人类音乐"，即无声的世界秩序、和谐的世界历程。"太阳高声吟唱古老的歌调/和那同宗的兄弟们竞相歌唱。"这是歌德的《浮士德》的《天堂里的序幕》中的话语。哪种艺术可以更好地建造通往不可见的现实的桥梁？音乐带来了天体和谐的古老思想，带来了被创造者与创造者的一致协调。

"谁歌唱，谁就能来到天上"，在科皮施[1]的叙事诗第129节中这样写道。卡尔·勒韦[2]为这首叙事诗谱了曲。

> 你要再来，诺克[3]，你的歌声是如此美妙！
> 谁歌唱，谁就能来到天上！
> 带着你的歌声，你跻身进入天堂！

在此，森林中的"小人"让水神感到不安了，于是他就尝试着安慰他，用以下所描写的形式：

> 诺克弹奏着，使足了劲歌唱，

1　奥古斯都·科皮施（August Kopisch，1799—1853）：德国风景画家、诗人作家。
2　卡尔·勒韦（Carl Loewe，1796—1869）：德国最重要的作曲家之一，一生写下400多首歌曲。
3　诺克（Nöck）：神话中的水精灵的名字。

歌唱大海和陆地，歌唱天上的繁华美丽。

随着歌声他欢笑，

他的歌声也让人痛心地哭啼！——

森林颤动了

太阳飘然而去……

他一直唱到繁星高挂的夜里！

在艾兴多夫《春之行》的诗歌里，他将哥哥的敦厚温和与弟弟所企望的毫无目的之行进行了对比。舒伯特赋予了这首诗歌幽灵般神奇的乐曲。

水底发出千种声音

对着另一个兄弟欢唱着，说着谎，

诱人的笛声将他卷入泡沫如云的波涛中

这听上去色彩斑斓的深渊。

当他从深渊中浮起，

此时变得疲乏而衰老，

他的小船，已沉入水底

躺在四周的静谧里，寒风凛冽地划过水面。

最后，作曲家抓住了一开始欢快、风趣的方式——当兄弟俩心情愉快地周游了世界，于此时知晓了在这个世上做什么才是正确的。

在瓦格纳的《韦森冬克歌曲》第二首歌《停歇》中表现了对天体和谐的赞美，这首赞美圣歌被赋予了高贵庄严的形式，承载了巨大的生命活力：

时间的巨轮呼啸咆哮，

你这把永恒锋利的刀，

广阔空间里闪亮的球体，

它是围绕着你们宇宙的球体，

年代久远的创造，遵循它，

足以成为，让我存在！

就在此时，声音变调，变得轻柔、紧迫、幽思、向往：

唇在惊诧的沉默中缄默，

内心不再展示任何意愿，

人类知晓永恒的踪迹，

为此解决你的谜题，神圣的大自然！

莫里克在他的《韦拉斯歌曲》里召唤了一个远古的领域——就如创世纪的第一天。胡戈·沃尔夫[1]用宽阔竖琴的声响为这首诗谱写了曲子，该曲听上去古朴、永恒：

1　胡戈·沃尔夫（Hugo Wolf, 1860—1903）：奥地利著名作曲家、音乐评论家。

你就是奥尔普利德[1]，我的国度！

在远方明亮地闪烁；

你金色的海滩散发着从海上漂来的雾气，

那雾气湿润了众神的脸颊……

歌德的"人类的界线"深深地影响了舒伯特与沃尔夫这两个人。这期间几乎相隔七十年。在他们那里，文字与音乐将人类的中心思想相对化了。因为，歌德这样写道：

小小的圈子

限制着我们的生命，

人类世世代代都重复在

存在的无限桎梏里。

---

1 莫里克与朋友按照自己的愿望杜撰出的一个童话中的岛屿。

失望与挫败

它离去了，我对人类甜美的信仰，

我的梦诞生的地方，

被掠夺的、粗糙的现实，

它曾经是如此美丽，如此神圣。

——弗里德里希·席勒词/弗朗茨·李斯特曲《理想》

挫败——"徒劳无益"，这样的形容满满地写在我们许多同时代人的脸上。可是就许多失望而言，都应该是我们自己的过错，因为我们不是期望过高，就是没有事先去追究我们愿望实现的可能性。我们事先就应该将奥丁格神父的祷告牢记于心："主啊，请赐予我力量去改变那些我力所能及改变的东西；请赐予我镇静自如去接受我所不能改变的东西，请赐予我区分事物不同的能力。"在布莱希特那里，他将这个祷告内容简化了，采用极为实用主义的方式。"没有思想消失在不容改动的事物中，奉献出你们全部的力量去改变可改变的事物。"

人们为自己购进了一大堆的失望，这是为什么？因为他们自己愚弄了自己。每一个人都是自己造就了自己的失望。并不是谁经历失望多了就丰富了人生——而是谁避免了失望才会使自己富有。幸福并不意味着在生活中你更多地实现了自己的愿望，而是你能聪慧地表述自己的愿望：我们在此可以想到那个"渔夫和他的太太"的童话故事。我们年纪越大，就应该越清楚地知道，没有什么会比贪婪过度更无聊、更让人畏怯的了。因为贪婪导致的是内心世界的空虚。人不是为了绝对的幸福而来到这个世界上的，不能实现的愿望对于我们就像氧气，在此引用马丁·路德的格言："如果我们向上帝所祈求的不能实现，那么实现的就会是更好的。"

在生活伴侣的关系中出现的失望自然会更多一些，因为在这一关系里是一个人为另一个人的全然付出，在付出中压制了自己的本性；改头换面，可以说完全为对方牺牲了自己。这一关系牵系着希望、期待，双方都期望对方也能毫无保留地为自己做出同样多的牺牲。大多这一现象出现在爱恋的关系中，在关怀与关注他人的形式下。

如果说当事人心中的算计没有高涨，也不会让人觉得奇怪。因为在大多数情况下，没有把握施福于人的这一方在心里并没有期待"堆积如山"的双重回报。

沮丧是最容易避免的，也是最能持续地去避免的，它可以通过放弃所有暗示性的受虐、顺从、暴力来避免，也可通过所能达到的对自我否认的调整来避免，然后重新开始真正地做回自己。做到这些，您就不会再去折磨自己，原因是因为太阳会在规定的时间里西沉，您也就不会再一味地尝试千方百计地要去阻止太阳的西沉。心灰意懒的沮丧，它的反面是（开朗的、明智的）镇定自若——敞开自己去面对人和事；让所有感情和反应自然流露，甚至也让自己去行动；去变得成熟。

有这样一些人，当他们所希望看到的结果没有立刻出现时，他们就不停地去主动采取行动，感到沮丧对于这样一些人来说是板上钉钉的事……但是无论是过度反应也好，还是用哲学的镇定自若来武装自己也好，没有人能从各式各样的失望中得以豁免。

由此就产生了我们想通过音乐的帮助来克服懊恼和内心的空虚的需要。我们首先得平复内心的积怨和沮丧。如果你心中充满了怒火，这也无妨，情感越是浓烈，我们这就会有更多的音乐曲目来对付（相关的内容可参照"攻击性"一章）。此外，作为沮丧者，我们今天身处在一个最优越的社会里。很少有声音艺术家同时也是生活艺术家的。然而读者们对他们的专长和激情充满敬仰。音乐是慰藉心灵的经典实例。因为在失望过后，当沮丧烟消云散，我们就需要立足点与温暖。这些东西音乐家和音乐爱好者同样都能在他们的音乐艺术中找到。

　　在生活中，没有一个作曲家是没有经历过挫败失望的阶段的。1685年出生的一位德国音乐大师的挫败经历首先被记录下来，这位大师便是乔治·弗里德里希·亨德尔，亨德尔是一位充满活力的、已习惯了成功的作曲家，但是在伦敦，他创作的意大利歌剧也曾遭受失败，这一成就的低谷影响了他已签订的巡回演出，但却让他了解了由约翰·盖伊写的《乞丐歌剧》，约翰·克里斯朵夫·佩普斯为该剧作了曲。亨德尔此时经历了严重的危机，然而他振作起来，重新开始，他不再写歌剧，而是开始创作清歌剧，把自己当年在意大利当学徒时期所学到的知识用上，当然，其中一个最重要的差别在于：此时，他采用了英语来写作。他的音乐题材（取材于以色列旧约中的百姓救赎故事）深植英国民众的心中，最终他被英国人视为尊贵无比的民族英雄，并将他安葬在威斯敏斯特的修道院中。亨德尔在谱写完他的清唱剧《耶夫塔》后便失明了。他的晚期作品给了行将离世的贝多芬极大的安慰。

21岁的沃尔夫冈·阿玛多伊斯·莫扎特在他的第二次巴黎之行期间和离开之后，也经历一次双重的"挫败"。之前，莫扎特庆祝了自己取得的轰轰烈烈的成就，当然这是可以理解的，因为作曲家赢得了大师的称号，故他也给予了自己大胆的希望。他从自己第一次充满激情的爱恋中获得了巨大的灵感，因为他在途中经过曼海姆时拜访了韦伯自由艺术家之家，在那儿莫扎特结识了美丽的、天赋极高的歌唱家阿罗西娅。按照计划，等莫扎特从巴黎返回后他们便要举行婚礼。

可是到了巴黎，人们对莫扎特却是不闻不问，可以说这次巴黎之行是一次彻头彻尾的惨败。此时，陪伴莫扎特的母亲在巴黎不幸去世。回到曼海姆时，雪上加霜，莫扎特得知，阿罗西娅早已离开了曼海姆，到慕尼黑去了。多亏他有一封能够给他带来良好就业机会的推荐信，然而这封推荐信却在别人手里。在家中等待他的会是什么？多年来，莫扎特一直希望自己能够找到一个受人尊重的、报酬丰厚的职位，能够在同行中成为佼佼者，作为作曲家他遥遥领先于那个时代。做不到这些，他只有重新回到他万分厌恶的萨尔茨堡小气的大主教那里，为他继续服务，这位大主教对他的天赋一点不赏识。但是，莫扎特却遵循平衡内心的秘密原则，此时，他在纸上写下的不是怨天尤人的音符，而是欢快、有趣的乐章。

多年后，作为神童的莫扎特不得不一直与外部的挫败而斗争。在他去世的前两年，他依然看不到自己渴望的成就。他的财政状况日益恶化，请他去演出的合同也越来越少，而债务的压力却日益增长。对于他，依然没有适合的职位，除了为宫廷服务。就是与康斯坦茨的婚姻也危机重重，本来这个女人为他提供所需的温暖和安全感。但他和他的夫人都在婚姻中出轨了。他的夫人、康斯坦茨毫无掩饰地跟自己的情人来往……然而在这样的境况下，1789年莫扎特的《D大调第26钢琴协奏曲》却诞生了，在该曲中莫扎特采用了首位乐章与中间乐章表现出来迷人的情怀。在这曲乐曲里丝毫感受不到外部的生活条件给他带来的阴郁。这首乐曲在一年后因为一次引起轰动的演奏而获得了另一个名字。

似乎莫扎特需要再次向他的同时代人证明自己不被他们赏识的价值：1790年，维也纳宫廷起驾前往法兰克福，利奥波德二世在此地加冕为皇帝。但是人们却忘却了邀请莫扎特这位作曲家（在正式的邀请名单上有萨列里[1]和其他作曲家）。然而莫扎特在这样的情况下却忍辱负重，没有放弃这次机会，他向别人借了到法兰克福的所需的费用——大约六天的旅程——来到法兰克福，演奏了我们以上提到的那首《D大调第26钢琴协奏曲》。这首乐曲在演奏后嘲讽般地赢得了"加冕协奏曲"这个别名。

弗朗茨·舒伯特在与失望打交道的经历中也同样战胜了沮丧。这一切表现在舒伯特的《C小调第四交响曲》（《悲剧交响

---

1 安东尼奥·萨列里（Antonio Salieri，1750—1825）：意大利18世纪末至19世纪初知名作曲家，为奥地利王室效忠半个世纪。

曲》）中。此时19岁的他总结了一下自己的人生：他是谁？他能是什么？一个助教，这样一种可怜的存在……说到音乐——他还敢取得超出贝多芬的成就？经过一段漫长的思考以后，年轻的音乐家舒伯特不再让自己滞留在沮丧中，在他的《C小调第四交响曲》的第二乐章中，忧伤的旋律所赋予的魅力渐渐明朗。在一段实实在在的谐谑曲之后又出现了开头乐章的悲剧色彩，但是，之后马上就转到了快乐与自我认可的曲调上。

除了莫扎特，还有一位作曲家也同样经历了未婚妻跑掉的悲剧，这位作曲家便是彼得·伊里奇·柴科夫斯基。作为莫斯科音乐学院的年轻的教授，柴科夫斯基爱上了比利时的歌唱家黛泽雷·阿尔托，并与她定下了婚期。然而，柴科夫斯基的朋友、顶头上司尼古拉·鲁宾斯坦却向阿尔托指出，柴科夫斯基对待女人缺乏激情。当阿尔托巡回演出结束，从华沙回到莫斯科时，她就开始跟其他人约会，跟一个西班牙的男中音交往上了。这样的抛弃让柴科夫斯基感到无比屈辱。

柴科夫斯基许多这类的情感波动，我们都能在他的《罗米欧与朱丽叶的幻想曲》、迷人的《叶甫根尼·奥涅金》以及《钢琴F小调浪漫曲》中感受到。

罗伯特·舒曼是德国的生活和创作大师，除了弗朗茨·李斯特，他被视作浪漫主义文学的钢琴作曲家。舒曼在他的一生中却没能走出失望的阴影，他没能超越这些失望的情绪，而是最终败下阵来。

这位在音乐上极有天赋的人却不能在演奏会上演奏钢琴，因为过度的、错误的钢琴练习损坏了他的手指。为了获得克拉拉对他的好感，他长年累月地、徒劳地在屈辱之下奋斗着。克拉拉·舒曼在与舒曼的一开始幸福的婚姻中证明了自己是最强劲的伴侣，并以钢琴演奏家（刚好是在舒曼失败的领域）而闻名于欧洲。这让舒曼难以忍受：人们知晓克拉拉·舒曼的名字，而他只作为克拉拉·舒曼的"丈夫"，也就等于是作为王子的配偶而存在。

　　后来，舒曼错误的自我评估导致了他的另一个职业的惨败。不是舒曼，而是尼尔斯·W.加德[1]在门德尔松之后成为了莱比锡的格万德豪斯管弦乐团的指挥。但是，正因为作为钢琴家毫无前景，舒曼这才把所有的精力都放在了作曲上，由此给他带来了有益的影响，所以我们可以说莱比锡的决定是一个幸运的决定（不然的话舒曼的作曲就成了副业）。否则舒曼也许就会因为他没有能力担任乐队指挥而被他人非议。不然的话，舒曼也许就会将自己投入普拉色河了，而不是在后来出名之后，才投莱茵河自杀。舒曼在杜塞尔多夫经历了这样的幻想的破灭，在这座城市里他得到了一份音乐总监的职位，这个职位一点也不适合他。

　　然而，等待着舒曼的还有其他命运上的打击：他毫无私心地收下的极为年轻的徒弟勃拉姆斯，他无论在精神上还是身体上都

1　尼尔斯·威尔海姆·加德（Niels Wilhelm Gade，1817—1890）：丹麦作曲家、指挥家、小提琴演奏家、管风琴演奏家。

体现出了自己的强壮，他却成为了舒曼生命中最大的挫败，还成为了他婚姻中潜在的威胁。舒曼从未想过，他与克拉拉·舒曼关系的破裂也有自己部分的责任。所有的因素总和就是：舒曼尝试结束自己的生命，当自杀未遂后，却把自己送进了疯人院。

在舒曼的《曼弗雷德序曲》中，舒曼精彩地呈现了拜伦式英雄的忧郁的思想。

在舒曼辞职后的时期，他写下了一首唯一的《小提琴协奏曲》，协奏曲听上去柔和、哀婉动人。该协奏曲曾引发克拉拉对公众的不满，约瑟夫·约阿希姆在这首乐曲中发现了舒曼日益严重的精神病症状。

比舒曼小一岁的弗朗茨·李斯特，尽管这位欧洲人、著名作曲家、演奏明星的生活轨迹与舒曼的大相径庭，但是他也没能逃过生活中的失望。从创造性的角度来看，我们可以说：幸亏如此。因为，李斯特作为钢琴演奏家在欧洲取得了辉煌成就后，耳边赞誉之声四起，这一成绩让他过起了"挥霍无度"的生活。然而，这样的生活几乎不可能为永恒的古典音乐作品提供实质性的内容。李斯特曾在自己的错误中不断尝试给予自己的生活和周边的环境一些新的、充满意义的搏动，但都以失败而告终。在他30多岁时，他发现自己身处在一堆破碎的希望中。这一挫败包括丧失对他来说最为重要的与玛丽·达古的关系，以及随之而来的家庭破裂。李斯特的三个孩子也不得不为此付出了代价，他的两个孩子英年早逝，科西玛后来也置父亲不顾，让老年的父亲孤独地逝去……

在李斯特按照席勒同名诗歌所谱写的《理想交响诗》的第二段中这样写道：

> 光辉灿烂的太阳陨落了，
>
> 那照亮我青春之路的太阳，
>
> 理想消失了，
>
> 那使一颗迷醉的心膨胀的理想，
>
> 甜蜜的信仰，它去到
>
> 我的梦最初诞生的地方，
>
> 粗糙的现实在掠夺，
>
> 掠夺曾经那样的美好、那样的神奇美妙。

这段文字应该是发自诗人失望的灵魂。在魏玛，歌德和席勒想在文学的基础上为李斯特启动一种新的古典音乐，以便再一次地激发小市民对此的热情。这一切完全徒劳无益，李斯特所有的努力都葬送在魏玛人的冷漠里。而此时，还有什么李斯特没能做到呢：他首次指挥演奏了朋友瓦格纳的《洛恩格林》，但此场演奏却是在小得可笑、破旧不堪的公爵府剧院举行的。此时，李斯特与塞恩·维特根斯坦公爵夫人的关系也渐渐成了他无比烦恼的源头。公爵夫人尝试与夫君离婚的努力毫无结果，与李斯特结婚的可能性又遥遥无期，李斯特此时想要摆脱这一关系，又觉得不可能。他感到很不快，感到自己束手束脚。这个在年轻时代就笼罩在成就光环中的他，还不曾知晓有另一个人像他如此这般，36岁时他就自愿放弃了周边充斥的掌声，到魏玛来寻找创造性的专注，而此时因为这些因素，他体会了到目前为止一直还未曾体会过的失望的痛楚……

回忆与怀旧

为你们自己创作可爱的回忆吧!

——弗朗茨·李斯特对向自己学钢琴演奏的学生说的话

记忆的王国比现实更接近于梦想。在这记忆的王国里，我们的内心世界成功地酝酿着艺术的作品。这样的艺术品对于我们生活在时间牢笼里的人类来说是不可能办到的，这是因为时间的融合。而记忆却不是在某个时刻能召之即来的，它不请自来，震慑于我们的感官之中，否则我们就无法更好地解释学习这一现象。当然记忆是能够呼唤。音乐的创造与这种召唤过去的魔力紧紧交织在一起。

因为作曲常常来自回忆——更别提纯粹的音乐环境了——加工所经历的、所感悟的，以及所看见的东西，这些被加工了的东西适合于听者自己的回顾。在音乐厅里，当慢板乐章呈现出来时，四处飘散着对以往的回顾，而当快速的、生机勃勃的最后乐章出现时，对未来的展望就冉冉升起。

回忆的价值对于我们心灵的内在平衡不应被高估。但是，我们越是积极地在过去的时光里去感受，在现实中我们的感官就会更加强烈，养成每天晚上在睡着之前，将自己在这一天中所经历的一切回放一遍，这不仅能够锻炼你的高一层次的感官（心灵的耳目），而且还能帮你增强记忆力。音乐对于这一切都能有所贡献。

毋庸置疑，在我们引证的作品中，作曲家们加工了他们在时间和空间上完全不同的记忆和联想。音乐的"具体的多面性"使得我们能够获得它提供的一种有声的绘画底板，我们在这块底板上能够将自己的画面与感觉镶入其中。音乐的记忆可以使您的一生富有，这一富有始于童年时期在您的床边唱出的催眠曲，接下来也许是您参加的合唱团，那些您在教堂里最爱唱的歌。或者是您去听的第一场音乐会、去看的第一场歌剧，它们令你为之震惊，当然还包括在您受洗时放的音乐。还有就是老年人希望在他临终正寝时所放的音乐。

贝拉·巴托克在美国度过的有生之年没能取得应有的成就，但他所创作的《乐团协奏曲》却得到了例外友善的欢迎。1944年12月，这首乐曲的首演获得了满场听众欢呼。在这首作品里，流亡作曲家融合了自己多方面自相矛盾的感受。男高音快乐明朗，只是在核心的挽歌中体现出了对死亡的预感。最后的乐章简略地回顾了在他记忆中漫游的匈牙利的故土。

阿方斯·都德[1]的《磨坊书简》一书充满了首都之外的阳光和温暖。根据此书，作者创作了一部戏剧，名为"阿莱城的姑娘"。乔治·比才[2]将此剧本创作成了舞台音乐剧。这部管弦乐组曲彼时只完成了前半部分，在他去世后，他的朋友欧内斯特·吉罗[3]（此人也为《卡门》写下了宣叙调）为这部组曲写下了第二部

1　阿方斯·都德（Alphonse Daudet, 1840—1897）：法国19世纪现实主义小说家。
2　乔治·比才（Georges Bizet, 1838—1875）：法国作曲家，代表作品歌剧《卡门》等。
3　欧内斯特·吉罗（Ernest Guiraud, 1837—1892）：法国歌剧作曲家。

分。在这部组曲的第一组曲的第三段中，柔板拨动人心——配合着音乐，剧情中出现两个已变得衰老的人，他们再次相见，年轻时的他们真心相爱，然而又不得不分离，此时他们一起回顾年轻时候那幸福的时刻。

布雷斯劳大学授予了勃拉姆斯荣誉博士学位，为此，勃拉姆斯自然想有一定回报。然而，在他的初稿中他发现自己又陷入阴郁的主调（这部草稿后来被加工成《悲剧序曲》）。此时他内心产生了一个蓄意的想法，觉得这首乐曲本该是一首针对学者的作品，于是他采用了多首德国大学生歌曲写成了一部序曲，将之称为《宴席上快乐的学生歌曲集锦》，这部《学院节庆序曲》的最高潮部分，管弦乐队奏出了鲜为人知的《何不纵情欢乐》[1]的大学生歌曲。作为趣事，在此要提到的是科特·戈茨[2]曾作为业余指挥在舞台上演奏了该序曲。

在勃拉姆斯的《第三交响曲》中，该交响曲本来被称为《英雄交响曲》，勃拉姆斯将两个充满了戏剧性冲突的乐章与动人心魄、表现内心忧伤的缓慢的乐章对立，形成鲜明对比。缓慢的行板在呼唤那些对无忧无虑时光的记忆；唤醒了那些对美好风光、友善人们的记忆，为此勃拉姆斯使用了朴素无华的民间歌曲的曲调。

1　一首拉丁文歌曲，也被称作《大学生歌》，该歌曲出现于13—15世纪的欧洲，是一首反映大学生享乐主义精神的歌曲。
2　科特·戈茨（Curt Goetz, 1888—1960）：在德国出生逝世于瑞士的作家、演员。

表现记忆的缓慢乐章还出现在勃拉姆斯的《第四交响曲》中的行板和中板上。该交响曲不免让人想起穆索尔斯基的《图画展览会》曲目中的《古老城堡》的气氛，只是更加苦涩、更加现实。铜管奏出的景色风光严峻而幽暗。

爱德华·格里格在他的《霍尔堡组曲》中召唤着对文化历史的记忆。这部组曲是格里格在"挪威的莫里哀"路德维西·霍尔堡（此人生于格里格山附近的山区城市，后生活在哥本哈根）的诞辰200周年时受委托写下的。古老的舞蹈，优美而呈现着淡黄色。

说到浪漫，我们在此得提到弗里德里克·肖邦的《E小调钢琴协奏曲》，该曲表现了"满满的记忆，记忆着在美丽、月光四射的春天夜晚的梦幻"。

肖邦最后的《玛祖卡舞曲》《华尔兹舞曲》《夜曲》纯洁、忧伤。它们几乎接近于病态，在音节和造型上奇怪地闪闪发光……

将自我置之于过去的一种特殊形式是怀旧：在这里与之相关的不是个人的回忆，而只是"记忆"被激起，激活了一块马赛克似的记忆，这是大多与文化历史细节相关的记忆。这些细节都是你在自己生命中一直保存在内心里的，也是因为某些原因总是魂牵梦绕的。在爱德华·莫里克的《春天》一诗中体现出了形而上学的成分：我们之中谁又能知道，他的思念从何而来，他对以往的日子与时间的向往是怎样产生的？在雨果·沃尔夫谱写的曲目中，最为精美、和谐的细微差别相互交融；沉浸在阳光下；保持着神秘的静态。时间仿佛停滞了，我们生命的感官突破进入另一个空间，进入了一种时间的概要，这种时间的概要也许能助于对永恒的想象：

我此时躺在春天的山坡上：
白云成了我的翅膀……

我识见云彩在漫步流淌，河流也同样
太阳带着金色的吻
深深地穿透了我的身心；
眼睛迷醉欣狂
一副似睡非睡的模样；
只有耳朵还在倾听蜜蜂的欢唱。

我的思绪在此时和那时荡漾，
我渴望着，却深不知渴望的对象：
一半的兴致盎然，一半的抱怨悲叹；
我的心啊，告诉我
你在为记忆编织着什么
在黄昏金绿色的分岔中？
——那些陈旧不可名言的日子！

在这样的思念中——我们几乎可以说：这是人性的——隐隐潜入的疼痛是一种必要的伤感的调料，这种伤感的调料体现在怀旧中，也更多地出现在回忆里，这两者都在召唤着已沉沦的真实性。

用音乐来表现色彩、梦以及怀旧的现代大师中，首先要提及的是克劳德·德彪西。德彪西划时代的《前奏曲集》将巴赫《平均律钢琴曲集》开创的传统承袭下去：德彪西钢琴前奏曲有着涉及面广泛的周期，这些前奏曲几乎总是包含着即兴的基本元素。据托马斯坎托[1]分析，德彪西的前奏曲首先是受肖邦的影响，之后是受几乎与德彪西同时代的俄罗斯作曲家、钢琴演奏家斯克里亚宾和拉赫玛尼诺夫的影响，这些作曲家们为19世纪的沙龙促进了前奏曲的惊人的多样化性和多彩性。德彪西的有些作品甚至吸取了古希腊罗马的联想，正如前奏曲中的第一部《德尔菲的舞女》中，女祭司们携带着神谕，迈着轻盈的优雅的步履前行，看似在香雾缭绕中缓缓升起。

德彪西1910年中创作在同一部前奏曲中，有一曲名为《沉没的大教堂》，这是一曲在神秘的音响中充分表现怀旧主题的音乐——沉没的世界。位于布列塔尼的伊斯（Ys）大教堂在沉没，它位于清澈大海中，在海面上还能依稀地看见它的身躯，教堂里发出的钟声和歌声涌向海面。作曲家用七个八度空间将宏伟庄严的大教堂筑起，仅仅用三个音阶就表现了不断反复的原始主题，它召唤着，发出诱人的气息。

1　曾是圣托马斯合唱团的团长和莱比锡新教圣托马斯教堂的领唱。

在德彪西的前奏曲的第二部里，包含着一个曲目，名为《埃及骨壶》，看着这些古埃及的瓮（德彪西收藏了两个这样的瓮），德彪西沉迷在对时空距离的遐想里，远古仪式舞蹈开始，古代的东方在隐隐的和弦中崛起。

莫里斯·拉威尔是德彪西在这种风格上最大的追随者，只是在拉威尔那里节奏的强调更为突出，总的来说他写得更简单易懂、更传统。

在拉威尔众多的与水和水精灵相关的曲目中，最有名的要算他的《悼念公主的帕凡舞曲》，在这个对于拉威尔和他"阿帕奇人"[1]圈中的典型不平衡的朋友们来说，作曲家将标题的意味形式解释为怀旧，拉威尔声称：标题完全是为了曲目的头韵而取的。这个曲目柔软、忧伤地表达着模糊不清的远方，说出的是另一种令人信服的语言。

与此相关的还有约翰内斯·勃拉姆斯为合唱队所作的《来自海洋深处，深邃的海底》（维内塔）[2]。该曲目的歌词来自德国抒情诗人威廉·穆勒，舒伯特的一系列歌的歌词也来自他。合唱队的歌声深谙诱人地响起：

从海洋深处，深邃的海底

1　美国西南部和墨西哥北部阿塔帕科的六个与文化和语言相关的部落群体。
2　波美拉尼亚波罗的海沿岸传说中的城市，是中世纪早期传奇故事的起源地，传说这座城市沉入了海底。

晚祷的钟声沉闷、浑浊地响起，

　　给我们带来了来自

　　奇迹古镇美妙的顾客。

在巨大的洪水中它向下沉入，

　　留在了自己的瓦砾中。

散发着金色的光辉，它的城垛，

　　一再地显现在海面上。

此时我想潜入深邃的海底，

　　沉入到这奇迹般的显像里，

　　我感到好似天使在呼唤，

　　呼唤我进到这奇迹的古镇里。

　　对传奇英雄时代和神秘过去的感受会让人记住民族的尊严，会让人时常沉浸在怀旧的情感之中。贝德里赫·斯美塔那是波西米亚民族音乐被国际认可的第一位作曲家，他所作的《我的祖国》交响诗中的第一乐章《维舍赫拉德》强烈地表现了怀旧的情怀。作曲家自己这样写到，他所表现的是："游吟诗人的竖琴"；表现的是"对以往皇家城堡维舍赫拉德的伟大与辉煌的回忆，最后是它的衰败和没落。我们听到的是竞赛、斗争、火焰，最后是挽歌"。

　　当然，俄国作曲家也采用斯拉夫早期的题材来作曲。俄国

"圣彼得堡五人团"中最年轻的作曲家尼古拉·里姆斯基-科萨科夫一共写了十五部歌剧，其中倒数第二部歌剧名为《隐城基捷日与费芙罗尼亚姑娘的传奇》，这是一个根据俄国古老的传说所写的歌剧，这座基捷日城在敌军陆续逼近时，在他们的眼前消失了。迷雾上升，包裹着整个城市。该曲的前奏是《赞颂孤独》，音乐表现了一种压抑的甜蜜，似乎是对前拉斐尔绘画上的一个音色上的补充。

里姆斯基-科萨科夫最有天赋的一个学生阿纳托利·里亚朵夫[1]，虽然他的作品不多，但是却非常卓越。里亚朵夫的管弦乐作品全部都按照顺序编排，这些作品异常短，但在乐器使用上却色彩斑斓。他的一部合唱民谣，名为《来自古老的岁月》，该曲听上去一方面英雄气势十足，另一方面却哀婉忧伤。

里亚朵夫本身也是谢尔盖·普罗科菲耶夫的老师，这个知名的俄国人被称作"闪闪发光的作曲家"。正巧这位作曲家也用一种奇特的方式表示他的怀旧感。他的较多的钢琴奏鸣曲中就包含了标题为《来自过去的小册子》的乐章。普罗科菲耶夫写于动荡的19世纪20年代的《第三交响曲》通过自由的声调和浪漫气息的并存令人心醉神迷，在这样的气氛中，我们毋庸置疑地可以把最后的乐章解释为是为了一个过去的世界而写。就是在他的《第五交响曲》中也包含着追溯的乐章，该乐章是用柔板奏出的。在

1　阿纳托利·里亚朵夫（Anatoli Liadov，1855—1914）：俄罗斯作曲家、音乐教育家、指挥家。

此好似让人们听到了柴科夫斯基这个最常歌颂怀旧的作曲家的音调。

对于穆捷斯特·穆索尔斯基来说，怀旧的赞歌就是他钢琴组曲《图画展览会》中的"古堡"。采用非常缓慢的，但几乎是展示着魔力般的脉搏跳动的6/8的节奏，乐曲缓缓地表达着对以往时光的怀念。拉威尔在他改编的大师级的《图画展览会》的管弦乐中有意使用了所有管弦乐器中最感性的管乐器——萨克斯风。穆索尔斯基对此一定会给予掌声，他一定会决定这样做。一个穆索尔斯基已去世了的朋友的水彩画启发了他的声响印象，这位画家朋友名叫维克多·哈特曼。在这幅画中，画家表现的是一个中世纪古堡，古堡中有一位民谣歌手正唱着一支小夜曲。乐曲中最值得一提的是在伴奏中不断重复的音调，这一重复给乐曲带来了无尽的魅力，大胆和谐的从甜到苦涩的转换使听众心醉神迷，流连忘返。

理查德·施特劳斯的交响诗《意大利之旅》，该交响曲共有四个乐章，第二个乐章名为《在罗马的废墟里》，事实上，作曲家真的是在卡拉卡拉的浴场中为该乐曲打的初稿。他对此的印象总结在以下的句子里：

在最灿烂的阳光下，
失去了往昔荣耀的神奇画面承载着悲伤和疼痛的感知。

在施特劳斯的交响诗《唐·璜》与《死与净化》中包含着

各种不同种类的回忆。在《唐·璜》中，有着对生命心醉神迷的告白：

> 无论去到哪里，永远是新的胜利，
> 只要青春欢乐的脉搏在敲打在飞翔！
> 一场美丽的风暴，它将我驱赶，
> 当它的喧嚣过去，留下的只是一片死寂……

在《死与净化》的交响诗中，施特劳斯以回述的方式表现了一个死者的生活回忆录。

最后要提及的是施特劳斯的《双簧管协奏曲》，这是一个对逝去的时间回顾的透明的音乐作品，在这个作品里聚集了古典音乐的高贵和年龄的睿智。

疲 乏

在我的心中有什么东西破碎了。

展翅高飞我无法再办到。

——柴科夫斯基在自己的婚姻失败后这样写道

疲乏、精疲力尽、燃烧殆尽、神经处于崩溃的边缘，已不再有接受事物的能力——这所有的描述都是在描述一个当下的时间状态。人们在为了生存工作（甚至可以说，为了能活下去而工作），但不仅是为了谋生，不然商店通常会更早地关门。似乎人们在下意识地为自己狂躁的工作狂状态寻找一个理由，于是乎就将自己生活的需求提得更高一些，否则的话，人们就不得不承认，少花些钱就够了——从有价值的存在形式来说——甚至还可以更少一些。

诚然，这只是造成疲劳的原因之一，即使这种现象在这个国家很普遍。大多数手捧着这本书的读者，都会因为这样或那样的因素，并非因为工作狂，偶尔会感到疲乏。而没有任何人能完全幸免于疲乏的困扰。在更多的时间里，我们会通过过分的工作热诚来排解一些疲乏。我们要么对外在的或内在的问题置之不理，要么强制提高自我价值感，以此来在配偶面前或社会圈子内表现自己的不俗。

疲乏可以是身心上的疲乏，有些配偶关系冲突不断，让人身心疲惫不堪，以至于在毫无出路的感觉中——从内在的挫败感中——自我放弃。但是我们可以将这一状态拓展成有意义的、对自己大有裨益的状态。让这种状态迫使我们做一个生活中必要的、理性的间歇。无论这种精疲力竭来自何处——它带来的都是内心深处空虚的状态。我们在这种状态下已完全透支，完全不能再给予他人。

针对这类的疲乏我们设定出"双重策略"：首先您需要安静，需要内在的平衡，它们可以使您重新获得新的力量和能量。要达到这个效果您需要采取的步骤是，分别倾听不同的音乐：您可首先去听在"放松、沉思、冥想"一章中提议听的乐曲。一旦您的内心通过这些乐曲获得了宁静，您就可以去听"拥有驱动力的音乐"（这些乐曲您可以在"精神萎靡不振"一章中找到），通过巴赫的高难度的钢琴技巧和莫扎特的快板乐章，让您的力量重新振奋起来。

然而，您也可以只去听一个作曲家的乐曲，甚至只听一首乐曲，两种途径都有良好的效果。很简单，您可以去听巴赫、莫扎特、贝多芬、肖邦、舒曼、勃拉姆斯、柴科夫斯基、巴托克，直到拉威尔等人的三个乐章的钢琴协奏曲和小提琴协奏曲。在听这些乐曲时，您在一开始要听的是中间的慢乐章，之后接下来听充满活力的、能量十足的最后乐章。

有关身心疲惫的状态，克劳斯·格罗斯[1]写下了这样一段有趣的心理分析的文字，约翰内斯·勃拉姆斯为这段文字谱了曲，将它称作《思乡 II》，这首乐曲表现了强烈的对宁静和内心和谐的

---

1 克劳斯·格罗斯（Klaus Groth, 1819—1899）：德国抒情诗人、作家。

渴望，渴求能够中断日常生活与事业的周而复始的轨迹。钢琴伴奏的温柔的八分音符象征着温暖和安全：

> 哦，要是我能知晓回去的路，
> 回到我童年故乡甜蜜的路！
> 哦，为什么我要去寻找幸福
> 放开了母亲的手？

> 哦，我是多么渴望歇息，
> 不要被任何奋斗所唤醒，
> 闭上疲惫不堪的眼睛，
> 被爱温柔地紧紧裹起！

身心疲惫最后呈现出来的是"燃烧殆尽"——由之产生的那种内心的空虚，弗朗茨·舒伯特在他的声乐套曲《冬之旅》中表现了这种内心的空虚，并以对死亡的渴求来结束了这一刷新必备的状态。

在威廉·米勒的《路标》里这样写道：

> 路标挂在大街上，
> 指向去各个城市的路，
> 我以一种特殊的方式远足，
> 没有安宁寻找着安宁。

我看到路边的路标，

毫无疯狂地跳入我的眼帘，

我得沿着一条路前行，

沿着这条永无折回的路前行。

歌曲的节奏带有行军节奏，同样套曲中的第一首歌《晚安》也包含着这样的节奏。歌中的歌词"毫无疯狂"用一个音节唱出来字字清晰。

接下来套曲中的歌名为《客栈》，就这个词的最原始的意思来说，它拥有墓园的意思。所采用的旋律和平、舒适——同时用三度音程体现了温暖的，对，甚至是"极乐世界"的气氛。然而，灰心丧气、疲惫不堪的人还是在徒劳地敲着门：

这个房子里所有的房间都已住满了吗？

我疲乏得快要瘫倒在地，我受到了致命的伤害……

最后一首歌以《冬季旅行》作为震撼人心的结束，"弹奏七弦琴的人"：

他赤脚站在冰冻的地上左右摇晃

他的小盘子里空空如也，一如既往……

他让一切随心所欲地发生

转动着身体，七弦琴在他手上永不停止声响……

向往自由、对未知
远方的渴望

如果没有钱去旅游

那么就做精神上的漫游

——克劳德·德彪西

我们生活中的强制性因素越来越多，不足为奇，我们有时会渴望挣脱日常生活的束缚。

不用去冒任何危险，只要花一点点钱，我们就可以通过音乐达到同样的目的。有一大堆充满异国情调的音乐作品，它们的异国情调听上去毋庸置疑，您只需闭上双眼，要么将自己沉溺于对这个有关的国家的回忆，要么将自己完全置于那片有关的土地。

对自由的向往，在我们这个社会里是被质疑的，这个社会要求我们去适应求同。然而，在我们中间，即使是"最为平常"的同时代人，也会与平时有一定的偏差，在他们那里也会怀有一丝浪漫，拥有不多的个性。除此之外，无论如何，我们每个人的心头时不时地都会涌上发自内心的向往与想象。人作为社会、政治与善于交际的动物拥有能力去驯化自己，去适应他人，有必要时还可以去否定自己，有时可以达到可怕的程度。具体来说，我们受到三个因素的限制。首先我们受到的是公民行为守则的限制、礼仪规范的限制，如："这不合适"，也就是约定的束缚。第二是受到职业与工作的限制："我没来得及去了解这件事"，也就是束缚在日常生活的忙乱之中。第三是受限于对自我的低估与自我限制："对我来说这是不可能的"，这也就是完全不能走出自我的感觉。

第一种情节区别最大；包含性最强，在这其中可能是，在一起生活了很久的人，对外虚伪地展现出假和谐；要么就是在上司面前忍气吞声的人，从没有勇气去改变迫于生计的局面；要么就是成年后虽然对教堂已淡漠很长时间，但依然不自觉地追随着教堂在他们童年时期为他们灌输的那一套，尽管这些人对那些在信仰上有所解放的同时代人羡慕至极。这是对自由罪孽深重的剥夺，人们自己剥夺了自己，这种情况并不轻松。自我克制会导向强制性的行为，这些行为最终会是破坏性的，而破坏性会落在自己的生活伴侣和孩子身上，也会落在同事、受抚养人或下属身上。将这种破坏性压制在心里，这种被"转移"了的攻击性就会导致神志沮丧。

一个从未实现过自己对自由的向往的人，或许也从未敢表达过对自由的渴望的人，那么他就永远不会再去尝试，而是更乐意扛着自己的不自由走下去，要是有人给他一个有关自由的提议，他就会尽可能地摆出一副坚定的态度将这一提议扼杀在摇篮里。

自然，人需要社会，需要稳定的关系、可靠的结构。但是，人也绝对不能被堵在死胡同里。强制，甚至是轻度的强迫，都会引发反抗和谎言。

追求自由的年轻人拥有他们的优越性。按照自然规律，个体自我首先会强调，我们作为集体得在逐步的学习中被接受。如今天我们声称的，毫无忌惮的自我实现是有害的，对于社会来说是难以容忍的，而绝对放弃自己的愿望与追求同样如此。在共同生活的环境里，我们不应该去一味地适应他人，因为这样做只会埋没对自我的实现，妨碍自己对自由的向往与独立的追求。

谈到典型的对未知远方的渴望，我们在此可提到克劳德·德彪西，德彪西一生中都在渴求去西班牙，在他的一生中，他只是短暂地去过西班牙一次。在德彪西众多的节日音乐中，有几首将节日的气氛在舞蹈的动感中表现得淋漓尽致——它们是气质、能量与生命欢乐的结合体。在德彪西为管弦乐队作的《夜曲》的第二乐章《节日》中，你会感到不同的色彩围绕着你飞舞，然后飘向远方。

类似的作品是德彪西的由三个乐章组成的管弦组曲《伊比利亚》中的最后一个乐章《节日的早晨》，您在这里听到的不只是合唱、吉他演奏的西班牙舞曲、教堂的钟声等。承载这一切的是激励人心的、刺激的、令人兴奋不已的律动。

如果西班牙对于德彪西来说只是他梦中的国度，那么他的同胞爱德华·拉罗[1]却拥有伊比利亚的祖先，拉罗的小提琴协奏曲《西班牙交响曲》将西班牙人的气质体现得淋漓尽致。当然，就这首乐曲而言，他受到了西班牙民族乐曲的很大的启发，而德彪西创造出的却是一个幻想中的西班牙。

将西班牙作为最经久不衰的主题，并将之谱成乐曲的作曲家是无与伦比的莫里斯·拉威尔（拉威尔本人不是西班牙人，尽

1　爱德华·拉罗（Edouard Lalo，1823—1892）：法国作曲家。

管他的母亲有着巴斯克族血统）。听他的交响曲《西班牙狂想曲》，您就会有触电的感觉。在第二乐章《马拉加舞》中，拉威尔精致地选用了乐器，奏出了紧张的气氛，在接下来的乐章《哈巴奈拉舞曲》中，拉威尔采用细腻的音色画面为乐曲增添了最细微的差别，直到《市场》乐章，迸发出了南部节日的高涨气氛。

出生于西班牙，后选择了法国国籍的作曲家曼努埃尔·德·法利亚[1]为钢琴与乐队谱写了一曲名为《西班牙庭院之夜》的曲子，该乐曲知晓的人不是很多，这首乐曲以交响曲的印象风格体现了音色的细腻动人。这首乐曲中的两个乐章描绘了在格拉纳达和科尔多瓦附近的著名公园。乐曲中阿拉伯旋律的乐句与吉他韵律为乐曲增添了极大的魅力。在第一乐章《在赫内拉利费》（在格拉纳达附近的摩尔统治者的故居）中，作曲家将环绕宫殿内的水上艺术建筑、水的嬉戏声融入音乐中，为乐曲增添新的元素。

在"俄国五人团"中，最年轻的一位在圣彼得堡音乐学院担任作曲教授一职，他是为音乐史做出最长久贡献的一位，这位教授就是：里姆斯基-科萨科夫。科萨科夫曾作为年轻的海军军官，乘一艘训练帆船跑遍了世界各地。根据这些经历，他创造出了交响组曲《天方夜谈》（又名《舍赫拉扎达》）。科萨科夫拥有听到色彩的天赋，由此他清楚地知道该怎样去表现托起辛巴达的海

1　曼努埃尔·德·法利亚（Manuel de Falla，1876—1946）：出生于西班牙，后加入法国国籍的作曲家。

员们的那片深蓝色的海，在最后的乐章中怎样地吞噬了他们，乐曲结束时必须停留在E大调上。组曲设置充满了令人心醉神迷的异国风情，遵循了东方童话故事的框架。故事中，被女性弄得非常失望的苏丹变成了一个复仇者——没有一个跟他过夜的女奴能够活过第一晚。可是聪明美丽的舍赫拉扎达，乐曲中小提琴独奏象征性地表现了她的出现，为了拯救自己的生命，她发现了延续故事的方法，每晚，每当故事到了最紧张的时刻，她便结束了故事，说明晚再继续讲。故事讲下去也产生了美好的效应，那位情感丰富、体贴的君主在听完第一千零一个故事后臣服于舍赫拉扎达的裙下，最后还娶了她为妻。

在使用德语的国家中，19世纪期间的人们对出游、出行也抱着极大的兴趣。被春天唤醒的对自由的渴望与向往，舒伯特在他的歌曲中表达得最为透彻，歌曲名为《到阳光里去》，1840年由罗伯特·莱茵尼克作词。

哦，阳光，哦，阳光！
你径直晒进我的胸腔，
在里面唤醒了我爱的兴致，
使得我的胸腔变得狭小紧缩！苏丹

变得狭小的还有我的住房，
我一跑向大门外，
碧绿的颜色就诱惑着我

所有最美丽的姑娘们都前往吧！

俏皮的四声节奏赋予人走出去的勇气——到户外去，到阳光里去，走向世界，走向自由。

无拘无束的艺术家，特别是代表着"漂泊、居无定所民族"的音乐人弗朗茨·舒伯特，他将歌德的诗歌谱成了曲，歌曲被称为《缪斯之子》。当然，在这首乐曲里舒伯特将自己对爱人的思念全盘融入进去：

> 你给了翅膀和脚掌
>
> 穿过深谷和山岗
>
> 让亲爱的人远离住所
>
> 你这个可爱的缪斯女神
>
> 我何时能歇息在你的怀中
>
> 何时又得重新离去？

同一位作曲家根据德国诗人威廉海姆·米勒的诗歌《美丽的磨坊女》创作了一套组曲，组曲头首歌曲如经典的赞美诗，赞美了神在广阔的天地里自由自在翱翔的情景。钢琴伴奏中的八分音符既表现了宽阔的小溪悠闲地流淌，也表现了磨坊的磨轮缓慢转动的画面：

> 从水中我们学会了，
>
> 从水中！

水没有昼夜里的歇息，

不停地思考着漫游，

水……

　　徒步旅行作为内在与外在的自由同名词为一些文学塑造了珍
奇的瑰宝。1888年，雨果·沃尔夫在他谱写歌曲最旺盛的这一年
将艾兴多夫[1]的《音乐家》谱成了曲。歌词最开始是：“为我的生
活我酷爱徒步旅行……”歌唱者深知，此时他不能停顿下来，他
得唱下去：

一些美丽在注视着

认为我非常喜欢她

如果我只想做一个有用的人，

而不是这样的一个可怜无赖。

愿上帝带给你一个男人，

他拥有房子和院子！

要是我们俩在一起，

我的歌声会离我而去。

　　罗伯特·舒曼将贾斯汀努斯·克纳的诗歌《出游歌》谱成了

1　艾兴多夫（Joseph von Eichendorff，1788—1857）：德国浪漫主义诗人、
作家。

曲，这首歌曲体现了对远方的渴望。歌中唱道："它强烈地驱赶着我破门而出。"

19世纪末，各大洲的距离越来越近，在欧洲出现了一种去认识欧洲以外的文化的时髦的趋势，对于法国的画家和作曲家们来说，导致这一趋势的关键原因是参观了1889年在巴黎举行的世界博览会。高更的日本风格木刻在德彪西那里变成了加麦兰音乐，乐曲中亢奋的声响是在管弦乐章中加入了爪哇的打击乐。在德彪西的钢琴作品中，能够找到他1903年作的乐曲，这首乐曲名为《塔》，灵感来自他的一幅"铜版画"，乐曲中使用了来自异国的精美的荟萃。乐曲中采用的提示性的、均匀的、五声音阶的导入，对于欧洲人来说新颖脱俗。德彪西奠定了对远方渴望并且怀旧的传统：他并非只想离开巴黎，他还想回到过去的历史中，走出人类现代的文明，有关这一话题，您能在"回忆与怀旧"一章中读到。

在这一传统之中，有一位继肖邦之后最为杰出的作曲家，他就是卡罗尔·希曼诺夫斯基[1]，他创作的《第一小提琴协奏曲》悠远绵长；郁郁葱葱地充满了感性，而他的《夜之歌》交响曲内容丰富无比，涉足了阿拉伯的音乐领域。

神秘的音乐人、声响魔术大师奥利维·梅西安在他的作品中甚至涉及了印度音乐的领域。他所创作的《图伦加利拉交响曲》

---

1 卡罗尔·希曼诺夫斯基（Karol Szymanowski，1882—1937）：继肖邦之后波兰最杰出的作曲家，被称为"波兰现代音乐之父"。

（又称作《爱之交响曲》），充满了诱人的色彩斑斓的汹涌，令人心魂动魄，细腻入微的节奏拨动人心。梅西安是一个值得向所有想拓展自己新的道路的人推荐的作曲家，他们会从他那里学到用声音的组合让自己去感到惊喜。

突破的意愿、对自由的渴望、梦幻以及幻想——这一切的存在多么令人感到生活的美好。而生活的美好也在于，这些东西它们停留在意愿、渴望与梦寐以求的幻想中，而不是马上即刻就能实现的东西——这一状态激发出来的就是幻想力。在自己的精神世界里漫游各地并不是一件坏事。完全是件好事，如果你在此漫游中使用的交通工具是缪斯女神的话。

有一首充满律动，略带一点对远方渴望的歌曲，名叫《乘着歌声的翅膀》，这首歌曲是费利克斯·门德尔松所作，但为人知晓是通过弗朗茨·李斯特，李斯特将这首歌曲作了最受欢迎的钢琴伴奏：

驾着歌声的翅膀，

心爱的小心肝，我带着你离去，

离去，飘向歌声的长廊，

在那里我知道最美好的地方。

在那里是一个盛开着火红的花园，

在静谧的月光中，

池中的荷花在等待着，

等待着她亲密的小姐妹……

在这里我们想倒在地上，
在棕榈树下，
畅饮着爱与安宁
做着极乐世界的美梦。

健忘、注意力无法集中

那个谱写《特里斯坦》的头脑

定是如同大理石一样冷漠。

——理查德·施特劳斯对理查德·瓦格纳的评价

您很可能"察觉不到"。您会说，自己这有点夸张了。但一旦您确证了这一事实，您就会将自己表现出的渐渐消弱的记忆视为真实的事实。但是您还会安慰自己说："这仅仅是一时的，过段时间就会恢复正常。"因为您认为，既然您能让自己的功能减弱，那么同样，您也能使其强大起来。希望，音乐在这种情况下能够为您提供帮助。

记忆力的训练采用的最有效的方法是听各类不同的音乐。最初我们采用约翰·塞巴斯蒂安·巴赫的《哥德堡变奏曲》，该乐曲是为伯爵定制的，该伯爵因为深患失眠，希望这首乐曲能使自己的失眠的状况有所改观，结果乐曲机智的变换使伯爵先是听得聚精会神，然后接下来就毫无察觉地进入了梦乡（相关内容请参看"失眠与助眠"一章）。

同样，贝多芬也写下了大规模的变奏曲作品。其中最重要的要数贝多芬1802年作的《英雄变奏曲》，这一主题贝多芬在他所作的芭蕾舞剧《普罗米修斯的创造》中就使用过，后来他将该主题再次使用于《第三（英雄）交响曲》中的最后一个乐章里，而使其闻名天下。贝多芬变奏曲达到高潮的作品是他的《狄亚贝里变奏曲》，该曲的名字来源于一位与贝多芬同时代的维也纳音乐出版商，这位当时著名的出版商谱写了一首圆舞曲，贝多芬在这个圆舞曲基础上写成了该变奏曲。虽然当时的贝多芬交稿时有些拖延，但他就此写出整整一套变奏曲，该曲包含着33段变奏，它简直就是一部充满想象力的钢琴教材！

罗伯特·舒曼的《阿贝格变奏曲》的起源充满了虚构的传说。据称，这首曲子创作的原因是：年轻的舒曼跟一个名叫波琳·阿贝格的伯爵夫人在一起，他想给茨维考居民，甚至自己的母亲留下深刻印象，他向自己的母亲详细地描述了这位伯爵夫人（而实际上这首乐曲是为一位他在舞会上认识的叫梅塔·阿贝格的舞会美女所作）。拥有这些传闻的原因在于，舒曼将a—b—e—g—g这五个等同于音乐中的一连串音符作为乐曲的名字。

饱含高度精湛技艺的是舒曼的《交响练习曲》，这是一首适合于他夫人克拉拉·舒曼的表演曲目。受到舒曼的启发，勃拉姆斯将变奏曲这一形式推向了一个难以想象的高度。除了他早期的两个套曲——热情奔放的《匈牙利歌曲变奏曲》和巧妙的相应补偿作品《主题变奏曲》以外，还有他的三个变奏曲，即《舒曼变奏曲》《亨德尔变奏曲》和《帕格尼尼变奏曲》。勃拉姆斯从舒曼的钢琴作品中选择了略带讽刺意味的主题，这一主题克拉拉早在一年前就做了改编。勃拉姆斯从舒曼的《彩叶集》选出主题，并添加了高度精致的对位修饰。

与之不同的是，勃拉姆斯的《亨德尔变奏曲》却带有许多说明性的特点：我们在其中能听到铃响声、狩猎的节奏和音乐盒的声音。此外，勃拉姆斯在这期间建立了从古典作曲家那里改编主题的传统。1873年，他接下来又为交响乐团创作了气势磅礴的《海顿变奏曲》，并将该曲改写为四手弹奏的双人钢琴曲。

后来，马克斯·雷格在改编古典作曲家的作品这一点上成为了与勃拉姆斯旗鼓相当的后继人。这位杰出的管风琴家和钢琴家创作了高度复杂的、令人兴奋悦耳的《巴赫主题钢琴变奏曲》（主题取材于巴赫的康塔塔《只有你升入天堂》）和《泰勒曼[1]主题变奏曲》（主题取自于泰勒曼的宴会音乐）。在这两个延长创作的周期里，雷格还创作了许多著名的交响变奏曲，如《海顿主题变奏曲》《希勒[2]主题变奏曲与赋格》，其中尤其著名的是《莫扎特主题变奏曲与赋格》，可以说雷格是最精明的复调大师。有关莫扎特的主题变奏曲这一主题，这位维也纳古典大师自己就已在他的《A大调钢琴奏鸣曲》的第一乐章中就进行过改编。

出生于热那亚的"巫师"帕格尼尼，他所创作的《A小调随想曲》充满了爆炸力，该曲为不少于六位世界著名的作曲家带来了灵感的启迪，这六位作曲家便是：勃拉姆斯、舒曼、李斯特、拉赫玛尼诺夫、鲁托斯拉夫斯基[3]和布拉赫尔[4]。我想指出这些作曲家其中一个的作品。

1　乔治·菲利普·泰勒曼（Georg Philipp Telemann，1681—1767）：德国作曲家和管风琴演奏家。

2　费迪南德·希勒（Ferdinand Hiller，1811—1885）：德国作曲家和指挥家。

3　鲁托斯拉夫斯基（Lutoseawski，1913—1994）：波兰作曲家、指挥家、钢琴演奏家。

4　布拉赫尔（Blacher，1903—1975）：德国作曲家。

您可以把已在美国定居十五年的谢尔盖·拉赫玛尼诺夫用这个模式创作的作品称作他的《第五钢琴协奏曲》。可以清楚地区分三个部分：该曲拥有两个外部迅速变奏的部分，中间部分纵情奢华。因为该作品的绚丽多姿多彩，故作曲家本人将该曲称之为《帕格尼尼主题狂想曲》，后来将这一名字授权给一个芭蕾舞剧本，在这个剧本里讲述了"魔鬼小提琴家"的故事。在这个故事里，撒旦向这位小提琴家承诺了魔鬼般的高超技艺，并将一个妖惑众人的女人许给了他，让这位小提琴家跟她死死地绑在一起，以便最后获取他的灵魂（情节跟《浮士德》有相似之处）。拉赫玛尼诺夫的变奏曲充满了诱惑力，原因在于，该曲的变奏采用的是口味浓重的混合，他把现代的、部分甚至是爵士乐的和声跟摆动的旋律以及自己故乡活泼的节奏混合在一起，他始终难以忘怀这一故乡的旋律。

谁要是喜爱欢快的民族乐曲，那么可以去听听齐格弗里德·奥克斯[1]所作的《幽默民歌变奏曲》。以"一只飞去的鸟"为标题，这位当之无愧的合唱团教育家设置了一个风趣的、显而易见充满了天堂般风格的画廊。您可以将这一机智有趣的乐章归纳入"欢乐"一章中使用。

不亚于对变奏曲的跟踪所产生的作用，对于记忆力的训练还有另外两种音乐形式，这两种基本形式无非就是有意识地去识别音乐，以达到所期望的效果，要识别的就是：主题旋律和奏鸣曲

1　齐格弗里德·奥克斯（Siegfried Ochs，1858—1929）：德国作曲家、指挥家。

式的主乐章形式。

主题旋律的构造是由柏辽兹引入的，李斯特将这一构造加以拓展，瓦格纳将这一构造看作为自己音乐戏剧中不可缺少的组成部分。柏辽兹将这个对自己所爱的人具有象征性的主题描述为"固定的想法"，并将其视作不可避免的想法，这种想法只是牢牢地根生在头脑里和心中。柏辽兹还将这一"固定的想法"贯彻到他创作的《幻想交响曲》的每一个乐章中（有关内容请参看"失恋的痛苦"一章）。

弗朗茨·李斯特创作的《B小调钢琴奏鸣曲》具有革命性意义，这首乐曲不仅独一无二，而且还非同寻常。这个单乐章的乐曲从唯一的主题核心扩展到所有的标题，它拥有令人心惊动魄的魅力。许多李斯特同时代人都无法理解这一乐曲。当时具有影响力的维也纳音乐评论人、勃拉姆斯的好友爱德华·汉斯利克将这首乐曲形容为"天才的、总是空空转动着的蒸汽碾磨"。而李斯特与此同时强调："我可以用不多的基石建起一个音乐的大厦……不是去浪费本质的东西，而是去限制最为本质的东西。一个思想得存在于此，而不是一大堆伪思想。"

19世纪著名的作曲家瓦格纳始终如一地在他的创作中采用主题曲——被文化历史学家埃贡·弗里德称为"音乐表演"。瓦格纳宏伟的连环歌剧《尼伯龙根的指环》拥有大量的相关文献，而瓦格纳所写的却是带有折叠式的主题版，其中各个主题都给予了注释，并用关键词作了标记，以便人们可将它们与运行文本中给出的主题作为旁注来进行比较，在聆听该曲时也可跟随主题的进展。这是怎样的一种侦探乐趣！

也许奏鸣曲式的主乐章形式可能是最为复杂的结构形式，但也是最能提供丰富想象力的形式，这一结构形式很适合训练集中注意力和对音乐的记忆力。这样说的道理在于：根据奏鸣曲式的结构，最重要的是奏鸣曲中的主要乐章，这一乐章的形式不仅用于奏鸣曲中，也用于交响曲、协奏曲和室内乐曲中（特别是弦乐四重奏中）。最初，奏鸣曲式的结构只是体现在第一乐章中，但后来逐渐地贯穿整个乐章，直到最后的乐章。

用奏鸣曲演奏的曲目如同用交响乐、协奏曲以及用弦乐四重奏演奏的曲目一样取之不尽。由此，在这里只允许去处理最醒目的功能，即基础标准最为清晰的形式部分。感兴趣的听众要有耐心通过倾听，甚至通过阅读五线谱找到自己认知的方式（或许可以在一个音乐会解说员的帮助下）。

在奏鸣曲式中要注意的基本规则，我们用简略的方式去表达，这就是要注意醒目的三个部分：A、B、A′（中文意为：呈示部、展开部、再现部）。在A部中通常会出现两个主题（通常是具有对比性的主题），这两个主题在B部中得到拓展和发挥，而在A′中是对主题的重复。主题的主调决定A′（再现部）中第二主题的曲调。在倾听的过程中，最为拨动人心的是去注意作曲家在B（展开部）中的发挥，看看作曲家怎样去处理主题内容，哪个主题对他来说更重要，在哪个主题上他更改得多，因为在此作曲家可将大调变为小调，这可是形式中所允许的！

当您听过一遍您选择出的相应的曲目后，您接着就尽力去回忆该曲目的开头部分或是一个引人注目的段落。在接下来反复听的次数中，乐曲中的一些细微部分就会映入您的脑中，到了某一个美好的日子里您再听的时候，您就会在某个段落中等待着某种乐曲的出现。最后，您可以在自己的想象中重塑一整个段落。

最后提一个一般性的建议，这个建议关系到西方制作出的多音色奇迹，这一多音色的效果是在同一时间发出的，让人能够同时听到它们。有意识地去追寻几条独立的声线意味着自我意识的扩展。这一点在三重奏鸣曲中尤为醒目，在那里声音已被严格地减少到三种声音，这就是巴赫为管风琴所写的三重奏鸣曲。演奏家在这里用双手平等地按住两个不同的手键盘，双脚同时放在踏板上，这下发出来的三种声音都带着它们各自的声色。几乎再也没有比这更好的对位、多声部的材料可以去自觉地、警觉地、好奇地对声线进行追踪了。

如果您还想做得更多，那么您就拿起五线谱，去训练您对声音的感知。您可去购买一本巴赫《管风琴三重奏鸣曲》的五线谱，您一开始随着演奏阅读它，下一次您阅读的部分可先于演奏一些，这样做，一方面您可更好地去理解乐曲，另一方面这是一种训练您内在声感的奇妙方法。利用所有多声部的乐曲来训练，在心中清晰地分出段落；用阅读五线谱的方法来追随乐曲，都可以达到同类效果，这些乐曲的旋律流畅均匀，没有浪漫情怀的大起大落，在乐曲的速度上没有，音调上和声音上都没有。对此可以听取巴赫的所有的《平均律钢琴曲》以及他为管风琴所作的各种《前奏曲与赋格》。

去跟踪每一个单独的声音，之后不出声地阅读一遍五线谱，在您心中将产生声音形象。做这些时，您可用到录音机、随身听或者是车上的收音机。听了一段后，您可将声音扭到最低点，然后自己想象乐曲接下来听上去该是怎样的。您也可以用歌声唱出来，以便您能够把握住节奏，然后您又将声音开大，看看您这时听到的乐曲段落到哪儿了。当然，一开始练习时的乐曲的段落应该短一些，这样就可以不知不觉地逐渐增加。

最后要提的还是巴赫的作品。巴赫的合唱作品是音乐史上最为贴切的声音享受，这些合唱作品在狭小的空间里体现出谐音与旋律的幻想，为此我推荐他的四声部合唱。在这些简洁的合唱曲中，您可以在听乐曲之前提前想象下一个和声/和弦，这些和声在大多数时间里都是节拍很强的（四分之一的节拍）。这样做对于您有两个好处：一是有助于提高您的智力，二是丰富您的想象力。如果您在入睡之前，躺在床上，心平气和地做这个练习，那么音乐的快乐效果就会陪伴您进入梦乡。

信 仰

谁选择了音乐，谁就赢得了天堂的作品。

因为音乐始初的起源来自于天堂本身。

因为那些可爱的小天使们本身就是乐师。

——马丁·路德

就像阿基米德所要求的那样，只要在地球之外给他一个固定的点，他就能揭示这个世界。每一个人，只要他深信我们头顶上还有一个更高的主宰，那么他便拥有这一个固定的点。

无论是上帝，还是更高的主宰，或是宇宙中的理性——我们从这样一个观点出发，认为这个超越于我们之上的主宰在引导着人类人文主义的理想，它将我们人类区别于其他动物，即使我们亵渎它，并在实践中一再质疑它。然而我们的目标依然停留在一个伦理的价值观上。路德在谈到十戒时说的，是针对的整个信仰内容，他说：

> 如果我们不能永远遵循十戒，
>
> 十戒也不能缺少，
>
> 因为十戒是被当作"规则、规范和窥探器"的。

路德采用了这样伟大的、简单的、令人难忘的表述明确地阐述了十戒的组织功能、预防功能和行为规范的功能。用我们今天的话来说，就是在立法上、刑法法典上以及良知上。

信仰授予了我们地球之外的那个固定的点。信仰赋予我们的生活另外一个超越于这个世界的参考点，它使得我们除了与这个尘世中的空间、时间和因果紧紧相连以外，还使得我们能够将自己的问题仅视为是这个尘世间的问题，以一种微观的视角将我们的问题相对化。从较大的范围来看，在这样的分类中我们能获得一定的安慰（相关内容请参看"放松、沉思、冥想"和"死亡"等章）。

大多数作曲家都有意识地为信仰服务，即使不一定是为教会服务。这不光是因为整个欧洲的音乐都来自圣乐，可以说是得到圣塞西莉亚[1]惠顾的音乐，这还因为作曲家们时常在他们创作的孤独中一直都在与上帝独处，就像物理学家爱因斯坦一样，在表述完自己宏伟的思想后，最终还是不得不面对造物者的奥秘。

巴赫是一个跟他的上帝有着明朗清晰、牢固可靠关系的作曲家，他把上帝视作一个至高无上的任务的分派人。巴赫对教堂音乐的三重贡献是无与伦比的，它们是管风琴、康塔塔和清唱剧。它们是每年每个星期天教堂中的有声食物和力量的源泉。我特别要指出的是，举世闻名的巴赫的《圣诞清唱剧》还拥有第二部分，这第二部分中也包含三段康塔塔，长期以来，这第二部分也如同第一部分一样为人知晓。用神学的话来说，巴赫很明显地在受难合唱曲《哦，满头都是鲜血伤口》的旋律中完成了他的第六段康塔塔曲《现在你们已经报仇雪耻了》。该曲是作为凯旋之歌唱颂的。对于巴赫来说，耶稣的受难就是战胜了死亡。

---

1 罗马的塞西莉亚在几个基督教教派中被尊为圣人、处女和烈士，她被视作是教堂音乐的守护神。

我也想在此推荐两首少有人听过的曲子，这两首曲子是路德教会的巴赫用拉丁文原文为词作的曲，它们是《D大调尊主颂》和《B小调弥撒》，这两首曲子分别是为天主教的统治者而作的，这些统治者便是萨克森的选帝侯和波兰国王。音乐是无边界的，对于天主教徒巴赫来说只有同一个上帝的存在。

如果说巴赫是一个跟教堂有着紧密联系的人，那么我们就可以将路德维希·贝多芬形容成是一个鄙视传统、反抗传统的斗士。这个性情暴戾而内心柔软的人，命运给予他严重的打击，然而，贝多芬的一生却虔诚地信仰着上帝，他将自己的余生投入在与上帝的对话中。贝多芬的第十五首弦乐四重奏Op.132《一个痊愈的人为主唱的圣歌》就是他虔诚信仰的最好的证明，除此之外还有他《第九交响曲》中最后大合唱中的歌词：

> 兄弟们，在那些璀璨的群星之上
> 一定居住着一个宽厚的父亲。

贝多芬根据克里斯蒂安·富希特格特·盖勒特的诗歌所作的《来自大自然神的荣耀》是对泛神论深刻的认知，也是对上帝创世的见证。在这首乐曲里我们毫不意外地听到世俗的乐曲，我们也听到宇宙内部和谐的波动：

> 天堂赞颂着永恒的荣耀
> 它的声音传播着的祂名字……

作曲家贝多芬在圣乐方面做出的最重要的贡献是他的《庄严弥撒》，也就是《节日弥撒》，这首乐曲从多方面来看都是独一无二的，该曲无论是在规模的扩展上还是在声音方面都跳出了礼拜仪式的框架。1818年，贝多芬的学生大公爵鲁道夫就任奥洛穆克的有侯爵封号的主教一职，贝多芬本来想在此时完成这部曲子的创作，但是哪知道，该曲的创作一拖就是五年，因此该曲就跟贝多芬的《第九交响曲》一同印出，1824年在圣彼得堡举行了头场演出。但是如往常一样，这个爱跟自己较劲的作曲家用漫长的时间和努力争取写出了一个最佳的版本。因为贝多芬的《庄严弥撒》在今天已跟教会音乐顶峰的巴赫作品并驾齐驱，它能与巴赫的《B小调弥撒曲》媲美。唯一的不同是，按照变化着的时代精神，贝多芬的作品完全是个人化的，是绝对"主观的"，用今天的心理学更容易解释它，而生长在巴洛克时代的大师巴赫的作品却出自于客观的信仰态度。

　　安东·布鲁克纳的真实世界并非是他的外在世界中所表现出来的那种无助和陌生的样子。作为"亲爱的上帝的"牧羊人，他直接致力于《第九交响曲》的创作工作，可作曲家还没有完成交响曲最后的乐章就撒手人寰了，他工作到自己生命的最后一天，他的那些手稿一定都还存在着。所以这首交响曲感人地与欢快的柔板紧密地联系在一起，其宏伟的、可以说直达更高世界的主题将《特里斯坦》炙热的音响世界抛到了后面，并将感性的东西提升到了超然的境界。

即使瓦格纳是一个狂妄自大的人，但他的工作无疑超出了通常的"作曲家"的作风。在瓦格纳的内心深处，虽说他并不是一个教会的基督徒，但是却是一个拥有信仰的人。他性格上在女人方面、在金钱和友谊方面所体现出来的欠缺依然不能改变他是一个有信仰的人这一点。谁要是整整一生都在从事"救赎"这样一个主题，将自己生命最后的时刻与《帕西法尔》这样一部作品密切联系在一起，那么此人肯定跟造物主有着密切的关系。这个"舞台奉献节"演奏的曲目，它是中世纪传奇人物和泛基督教徒对救赎的信念的综合表现，瓦格纳写下这个作品令他以前的朋友尼采相当恼火，而瓦格纳还将该曲改编成的钢琴曲寄给了尼采，并在一旁注明这样讥诮的话："寄信人：理查德·瓦格纳，地方教会最高行政机构。"

弗朗茨·李斯特可被称为是一个他那个世纪"绝对的技巧大师"，面对着四面八方蜂拥而至的吹捧，从另一个角度来看，他在他那个时代的地位最为岌岌可危，此时的李斯特还未完全成年，他感到自己过早获得的名声让他感到极度的疲乏，想逃进修道院了之。后来他真的实现了这个愿望，虽说只是暂时的，他在罗马待了几年。在他晚年时，他作为世俗神职人员拿了教会最低的收入。他创作了可以走进他人内心的特别的教堂管风琴作品。我在此想提及的是李斯特的大型曲目《巴赫主题前奏曲与赋格》、清唱剧《圣伊丽莎白》以及他的一种室内乐康塔塔《塞西莉亚传说》。作为钢琴作品的作曲家，李斯特也创作了一些有关教会信仰的作品（参见"放松、沉思、冥想"一章）。除了李斯特的《旅游岁月》的"第三年"和他的《诗与宗教的和谐》外，我还要提及他的两个以圣者传说为主题的曲目，这两部曲目带有部分印象派音乐的技法，它们是《阿西西的圣方济向鸟儿布道》和《保罗的圣方济在水面上行走》。

出生于列日的赛萨尔·弗兰克比李斯特年轻一些，此人也写了不少管风琴作品，在巴黎的同时代人都把他称作温柔虔诚的"塞拉菲斯库斯神父"。赛萨尔·弗兰克除了在他生命的最后几年里创作了许多悠扬动听的管风琴作品外，大约在1885年，他还写下了两个大师级的钢琴作品。这两部作品受巴赫的影响非常大，两个作品都是以前奏曲开场，第一首曲子里甚至加上了赋格的成分。如果说在《前奏曲、圣咏与赋格》这首乐曲中听到了充满了戏剧性的痛苦、自由的发挥，中间还采用了抚慰人心灵的宏伟的大合唱，那么在第二首《前奏、咏叹调与终曲》这首乐曲的背后也藏着一首大合唱，作曲家将它放在了一个欢庆的、恰如其分的位置上。无比触动的结尾高潮是通过接近结尾时在男高音中用了咏叹调的形式来表现的（弗兰克拥有一双能写出跨度很大作品的双手）。

除了巴赫之外，另一位拥有自我意识的新教徒也表现出了这种坚定的信念，在他们那里对上帝的信仰是绝对可以并存的，这位新教徒就是约翰内斯·勃拉姆斯。勃拉姆斯谱写的《德意志安魂曲》中的七段文字都是他本人亲自摘取的——摘自诗篇和新约。老师舒曼以及自己母亲的去世令勃拉姆斯受到了巨大的心灵震动，由此他写下了这部引发人们对于转瞬即逝和希望进行深思的乐曲，这首乐曲只能有所保留地被称为教堂音乐，因为它承载着深深的个人体验（有关此内容请参看"死亡"一章）。

马克斯·雷格的具有高度表现力和浪漫情怀的合唱作品展现了动人的甜美。他的放纵的管风琴作品（在他那儿可这样形容）同样如此。当这位伟大的、用满腔的激情谱写下圣乐的艺术家以最丰富的想象力创作了不朽的合唱旋律时，天堂此时就为管风琴乐之友敞开了大门！我本人就听过冈瑟·拉明[1]在莱比锡乐团雷格的指挥下用绍尔管风琴在托马斯教堂里演奏他的作品。听众在演奏结束后还呆呆地沉浸在乐曲的幻想中，久久不能动弹。

我在此想将信仰这个词作为关键词来使用，以便我们能尽快地进入俄国作曲家的行列中。因为俄国这个大国的知识文化仅在19世纪中叶才向欧洲文化领域开放，这一种族的文化从一开始就包含着对道德、博爱、良心和信仰问题的探讨。

在此，为喜爱音乐的朋友们推荐谢尔盖·拉赫玛尼诺夫所作的四个乐章的康塔塔《钟声》（合唱交响曲），在该乐曲中，作曲家将钟声做了博大精深的处理，完全不局限于传统的形式——是的，钟声对于东正教教堂来说拥有关键性的意义。这部乐曲展现出来的是对人生的写照：出生、婚礼、火与死亡。乐曲的歌词不是取自别人，而是取自充满幻想幽灵般的大师爱伦坡的文字。

---

1 冈瑟·拉明（Günter Ramin, 1898—1956）：德国著名管风琴演奏家、指挥家、作曲家。

您无论如何也要听听拉赫玛尼诺夫的《祈祷仪式》，该曲充满了温暖以及俄罗斯圣象宁静的严肃，可作为很好的乐曲来调节周末的气氛和心情，也可在星期天把它作为巴赫的康塔塔的补充。

继拉赫玛尼诺夫之后，流亡海外的最著名和最有成就的作曲家是伊戈尔·斯特拉文斯基。在他种类繁多的作品里有两首合唱乐曲，一首名为《圣母玛利亚》，另一首名为《神父诺思特》，这两首乐曲是斯特拉文斯基20年代初在斯拉夫尼克教堂创作的，后来在美国时为天主教堂的礼拜仪式还专门增添了拉丁文歌词。这两首简短的乐曲给人带来预感不到的内心的宁静和虔诚的膜拜心态，特别是因为它们几乎像木刻一样简洁，在歌词上毫无装饰意味。

斯特拉文斯基的《诗篇交响曲》听上去手法非常大胆，拥有令人惊讶的驱动力。他1930年写下的《为了上帝的荣耀》是一首令人着迷的、奇特的、部分带有古朴风格的康塔塔。其中的歌词部分取自诗篇的38节和39节，还有诗篇的第150节。用拉丁文字写的诗篇贯穿了乐曲的三个章节，内容的重点是"祈祷、感恩、赞美"。

在本章节中，我们比在其他章节里更需要放弃推荐乐曲的完整性。这里关系到的是一个自己的帝国，一个圣塞西莉亚的帝国。由此许多人在此想得到的是激励，想要继续寻找，想要听更多作曲家的作品。这也是为什么教堂音乐是一个取之不尽的源泉的原因，在这个领域里直到今天依然有新的、有趣的作品不断出现，而专门去写作这样功能性的、为教堂服务性质的音乐作品从自我关系上来说，并非会对一个作曲家的发展有所限制。如果要谈音乐艺术作品中影响听众的某些特定的态度的话，那么谦卑、感激之情以及屈服于创作者并融入其创作中的态度是最富好感的，也是最重要的。

最后我们不应该忘记的是，教堂音乐、合唱团的演唱以及在做礼拜时的团体合唱是路德教会意义上活跃的音乐创作上的最后一个大岛屿。

因为那些可爱的小天使们

本身就是乐师！

欢 乐

地球上的一切都充满了乐趣。

——威廉·莎士比亚词/朱塞佩·威尔第曲

《福尔斯泰夫》

如果微笑不能胜于咬牙切齿，善良没有邪恶强大，那么人类早就灭绝了。对，是这样的，微笑、大笑，甚至饱含着泪水的笑。"在悲伤中欢乐，在欢乐中悲伤"。伟大的作曲家们特别能理解这种含着泪的微笑，在这一点上最为突出的要数莫扎特了。莫扎特在他短暂的生命中，至少在他生命的最后十年里，对这一状态再熟悉不过了。在他病危躺在自己的病床上时，他还谱写了《魔笛》这样的作品。

如果欢乐的状态能够照亮生命最后的路程，那么这一状态肯定无比重要，去学会拥有它是很有价值的。这样的说法无疑是正确的：欢乐是一种应用哲学，是人们可能采取的最明智的态度。在音乐厅里通常没有免费的欢乐。您必须通宵达旦地工作，可以说，在工作中首先承受担忧和冲突——同样——在此同时还需要有一个充满意义的戏剧制作。因为只有经历了暴风雨之后，我们才能深切体会到太阳的可贵。就戏剧性的平衡形式而言，海顿之后，交响乐、协奏曲、弦乐四重奏及奏鸣曲通常就不再在乐曲的最后章节中加入欢快气氛，也就是说，再也没有能拥有一个突出的欢乐的结尾乐章。由此，表现诙谐和欢乐形式的内容都放在了简短的中部乐章中，也就是第三乐章中所出现的诙谐曲。

令人感到意外的是，我们能找到这个"规则"之外的作品，它却是出自于贝多芬之手的交响乐。在贝多芬的交响曲中，他的《第八交响曲》由于乐曲自始至终贯穿着欢乐、生命的愉悦和幽默而成为了这个例外。以前在他的个别单乐章所体现出的田园般的内容，在这里成为对存在美好的一面的完全认同。创作环境也相对令人感到庆幸：1812年夏天，44岁的作曲家贝多芬在波西米亚风格的温泉疗养，在他的交响乐中，阳光贯穿了整整四个乐章，休闲有利于缪斯的来访……第一个乐章里就全然体现着生命的欢乐与生命力。在第三乐章中，贝多芬用隆重的小步舞曲将我们引入了维也纳的民间对舞。在最后的乐章中，他用海顿式的回旋曲中的娱乐性的不断的上升体现了愉悦的细微差别。作为特别的惊喜，他为第二乐章写下了快板诙谐曲。

这段乐曲是他为他的朋友、节拍器和助听器的发明者约翰·内波穆克·梅儿采儿[1]设置的音乐纪念碑。他为计时器的嘀嗒声设定了微妙的旋律（一些钢琴演奏练习者可能会对此拥有痛苦的记忆），这一旋律可以追溯到他在不久前，在他的社交圈子中，为朋友写下的一首充满乐趣的卡农曲："亲爱的梅尔采尔，好好地活着！您是时间的旗子，伟大的音乐节拍！"

要写出欢乐的音乐，需要一双轻盈的手。焦阿基诺·罗西尼是19世纪作曲家中的生活享乐者，此人拥有这样一双手——他这双手不仅能谱写出音乐作品，而且还能做出一手好菜。罗西尼的

---

1 约翰·内波穆克·梅尔采尔（Johann Nepomuk Mälzel, 1772—1838）：德国机械乐器的创制人，曾研制出百音琴、助听器以及音乐节拍器。

音乐生涯一开始是作为歌唱家和大键琴演奏家。他用海顿和莫扎特的作品不断磨炼自己，12岁时他便写下了六首"弦乐四重奏"的作品。这个年纪还不能称为青年天才，而只能成为少年天才。这六首弦乐四重奏都是曲调高雅动听、轻快飘逸的曲目，它们在位次的排列上应高于罗西尼的其他所有作品，罗西尼本人也从未否认过用自己的作品去取悦于人的意图。他的一些管弦乐序曲也赋予人人着迷的欢快与轻松。比如《软梯》《贼鹊》。

在贝多芬那里我们就可以确证，如果可以这样说的话，那些在交响乐中"重量级的人物"有时也有能力生产出精致的"蔓藤花纹"的。这样的说法也很适合于古斯塔夫·马勒。在马勒的那部具有高度戏剧性、以庄严崇高和悲壮而结尾的《大地之歌》中包含着一种对欢乐全然神话般的解释，在《青春》一段中尤为突出，带着游戏般的轻盈：

> 白瓷清亭伫立
> 在秀色池塘中央……

伴随着精美编导的田园诗，接下来的一组歌曲是《春天的醉汉》，这是一首具有强烈对比色彩的一组歌曲，它们体现了最本质的欢乐的爆发，以及对每一种传统习俗的讥讽。有人喝醉了使自己陶醉，开始用哲学去思考，即使没有画家所特有的深刻和潜在的绝望：

如果人生不过是一场梦，

　　为何还要辛苦劳累？

　　一日宛如一生长，

　　我饮酒饮至酩酊醉！

　　饮酒饮至酩酊醉，

　　口和心方才得满足，

　　蹒跚移步至门扉，

　　妙哉妙哉酣然睡。

　　突然小提琴中奏出的旋律将他叫醒：一只鸟鸣叫着，它的叫声在一夜之间宣布了春天的到来，而这对饮酒者不再具备丝毫的意义，此时他悠长地唱着：

　　我唱起歌，唱啊，

　　唱至天穹闪出月亮。

　　我唱歌唱至喉嘶哑，

　　又昏昏回归入睡梦。

　　春天与我何相干？

　　还且让我沉醉不醒！[1]

1　引自邹仲之先生的译文。

令人钦佩的是，谁能如此处理自己的醉态，谁又能在此状态下如此这般地谈论他的人生哲学——只有中国的抒情诗人能够办到。

马勒的《少年魔号》中的歌词选自于德国诗人阿奇姆·冯·阿尼姆和布伦塔诺编辑的同名德国民歌集。这首曲目被称为马勒的《第四交响曲》，也就是所谓的"魔号交响曲"，在该交响曲的结尾乐章里包含着对一顿精美大餐的描述：

圣卢卡斯将牛屠杀
没有任何的犹豫和顾虑

在此，搭配这顿美餐的食物也被想到了：

小天使们烤着面包

马勒在他的《第二交响曲》的第三乐章中采用了一首早期根据诗歌谱写的管弦乐歌曲，名为《安东尼向鱼儿说教》。这首歌的歌词也被收集到我们上面提到的民歌集中。作曲家抓住了这个机会，在此用乐曲来表现这首民歌，他的表现色彩斑斓，部分带着有趣的声响描述：其中我们能听到鳗鱼敏捷迅速地滑脱，接下来是溅出的水花声：

安东尼想要布道
教堂中空无一人！

他来到河边

朝着鱼儿看是布道!

鱼儿们晃动着尾巴!

在阳光下闪闪发光!

　　鱼儿们不仅表现出它们的耐心,而且还是欢欣鼓舞的听众:
掠食的鱼类低下它们的头,鲤鱼们似乎开始节食,鳗鱼们变成了
禁欲者,然后……

布道结束了,

鱼儿们转身离去,

狗鱼依然偷盗东西,

鳗鱼纵欲欢愉。

布道已落幕,

所有鱼儿难改其本性!

螃蟹们依然倒着走,

鳕鱼们依然身体肥胖,

鲤鱼们还是贪婪成性,

它们都把布道忘得一干二净。

　　歌德的《浮士德》中的《梅菲斯托的跳蚤之歌》深深地触
动过三位作曲家,这三位作曲家是:贝多芬、布索尼、穆索尔斯
基。穆索尔斯基采用该主题所谱的歌剧被俄罗斯的著名歌剧演唱
家夏里亚平一唱成名,经久不衰。时至今日,这段唱曲仍然是所

有低音演唱者想要越过的诱人的高难度门槛，同时也渲染了原著中魔鬼般的嘲讽，这一嘲讽的对象不是针对跳蚤，而是针对那些让自己受魔鬼困扰和屈从于其命令的人，它也是对爱情的嘲弄，爱情在落后的沙皇统治的时期已变成了日常事务。由此，穆索尔斯基在每一节中都添加了一个令人感到十分逼真的恶魔般的笑声。显然，从国王的角度来看，穆索尔斯基是一个怪诞的导演，而实际上他是一个愤世嫉俗的导演：

> 从前有一个国王，
>
> 他拥有一只肥胖的跳蚤，
>
> 国王酷爱这只跳蚤：
>
> 如同爱自己的儿子一样……

叔本华认为，音乐是表现悲剧的最佳形式。他的看法一点不错。实际上，在比色图中，较暗的标度比较亮的标度更多样化。想想看，从绝望到甜美的悲愁，这中间的该会有等级不同的差异。但是欢乐在音乐中也同样有着差别，只是没有那么壮观，因为在欢乐中包含着许多轻微的声响。例如，笑声有各类不同程度的笑声，体现出千万种丰富细微的差别。在音乐中，笑声是靠脚本来提示。从敏感的微微发笑到大笑，我们可以把这一过程视作一个欢乐的家庭组合，例如：

那个喜欢偷偷窥视别人的法斯塔夫[1]，当他从洗衣篮子里爬出或是带着犄角在森林摸索行走时，他那扑哧的笑声。

那个善良的、博学多才的汉斯·萨克斯[2]，在他多次拒绝爱娃的爱时，他因为放弃所发出的那种带着痛楚的微笑。

那个沃尔夫冈·克里索斯托莫斯·莫扎特因为讲时髦硬要把自己称作阿马多伊斯所引发出来的笑话。

在巴赫的《农民康塔塔》中，那个因为粗糙的撒克逊方言所引发出来的笑声。

在克莱因扎克[3]的歌声中，梅菲斯托发出的吓人的恶魔般的笑声。（当魔鬼盯上了一个灵魂时，它也会发出笑声。我们乐于见到这种笑声是出于一种辩证的原因，它是我们娱乐的一种方式，例如在古诺的《浮士德》歌剧中。）

或者我们看到小人没有得逞时的喜悦，例如在瓦格纳的歌剧《名歌手》中的人物——心胸狭小又谨小慎微的贝克梅斯，此人偷了别人的歌来唱。贝克梅斯被塑造成了一个尖刻的漫画人物形象，而在现实中这个角色对应的是评论家汉斯利克。（最初剧本中的人物不叫贝克梅斯，而是叫汉斯·里克）。

---

1 莎士比亚戏剧《亨利四世》和《温莎的风流娘儿们》中的一个人物，此人是一个嗜酒成性、好斗的士兵。

2 汉斯·萨克斯（Hans Sachs，1494—1576）：德国16世纪著名的民众诗人、工匠歌手，在戏剧诗歌领域取得卓越成就。

3 根据德国作家霍夫曼的小说改编的歌剧中的一个人物。

再或者，当理查德·施特劳斯遭到他的"对手"阻碍时，他就在他的作品《家庭交响曲》中象征性地将他们变成了山羊和绵羊的笑话。

最高的欢乐形式是把自己当作笑话。威尔第在自己最后的歌剧中把法斯塔夫塑造成一个完全陷入尴尬的人、一个总是在现场被逮个正着的人、一个老是被嘲笑的人。用威尔第自己友好的理解方式来形容就是："地球上的一切都充满了乐趣！"

自我嘲讽也可以被看成是欢乐最高的形式，如此，它肯定也是最温暖的友谊的表现。对于幽暗的灵魂是没有友好可言的。当您伤感时，音乐是您最友好的、最能提供帮助的以及最强大的朋友。

希 望

世界会变得衰老，

又会再次变得年轻，

而人类总是期望着更好。

——弗里德里西·席勒词/弗朗茨·舒伯特曲《希望》

希望是一种力量，它帮助人在看上去毫无指望的境遇中坚强挺立，克服重重困难摆脱这一境遇：它是我们的内心中的一种轻微的，然而强烈无比的信念（特别是在我们身患重病时），我们心中坚信着一切都会朝好的方向发展，至少状况会有所改善。因为希望关系到未来，关系到我们误认为我们可以感受到的未来，可以用全身心来感受的未来（部分是由于心理上的，甚至是身体上的原因。此时您可试想一下您爱人的喜悦），为此可以说希望在某种意义上是别人超越尘世的对这个世界和生命的看法。希望把被分割了的时间又重新组合在一起，使之同时进行。

从时间顺序方面的角度来看，希望是将未来带入现在并将其根植于我们的潜意识中，在我们的潜意识中流淌着时间，在潜意识中也产生预感、产生超感官的知觉以及可能对未来或更早存在的视野感知。

希望能因为心理产生作用，特别是当希望紧紧地与一厢情愿联系在一起时——对于信仰上帝的人来说，表达这种一厢情愿常常是在祈祷时。因为，根据个人新旧的智慧，每一个以强烈思想表达出来的（每一个热切表达出来的）愿望都有实现的倾向。也许我们人类实际上可以通过希望影响我们的命运，也许机缘和自由抉择之间令人困惑的机制就藏于此。

回忆使现实扩展到过去，想象使现实进入未来。谁祈望着一个具体的未来就是在抱着希望。也许这个人对未来有着明确的愿望，他对他的事情有着充足的把握，这时他就不再是去希望，而是去相信。由此我们就跨入了形而上学的领域。

直到生命的最后时刻都存在着希望，即使更好的知识在抗衡着它。只要我还在呼吸，我就希望。希望依靠时间的奇迹，时间会使伤口愈合。对于许多人来说，希望这个概念是跟相信和爱这样的概念紧紧联系在一起的。相信的人总是满怀希望，即使天塌下来也不会妨碍他满怀希望，他会无视医生的裁决，对毁灭性的告知充耳不闻。这样的决定的标准是我们不熟悉的，它位于存在的另一面。

希望对于身患疾病的人来说是具有根本性意义的（请参见"疾病、病患、依赖"一章）。大自然在此提供了美丽的图像和隐喻。理查德·瓦格纳根据韦森东克的诗歌改编的歌曲《疼痛》中，太阳成为了比喻象征性的物体：

太阳，你每晚都在哭啼，

你哭得两眼通红，

当早逝在地平线上沐浴，

它便擒拿了你！

然而在往昔的华彩中，

阴郁世界的荣耀重新建立，

你在清晨苏醒过来，焕然一新，
　　像一个豪迈的胜者归来。

　　乌兰德的诗歌《春之信仰》，弗朗茨·舒伯特将之谱写成歌曲，歌曲中唱道："从现在起，一切都会逆转。"在此，作曲家采用了钢琴伴奏来支撑主题——六连音对十六音符的交织——诗人对春天的描述如此："和煦的春风醒来了，它轻轻地拂过，编织着白昼和黑夜"，诗人从春天衍生出希望的原则：

　　　和煦的春风醒来了，
　　它轻轻地拂过，编织着
　　　　白昼和黑夜。

　　　世界正变得日益美好，
　　还有什么会变化、发生，无人知晓，
　　　鲜花在绽放中不愿停歇，
　　哪怕是绽放在最遥远、最幽深的谷底，
　　可怜的心呀，忘却痛苦的折磨吧
　　　从现在起，一切都会逆转。

　　席勒写过一首直面希望主题的诗歌。1819年舒伯特将这首诗谱成了曲。希望，对于这个完全被低估的天才，一直是支撑着他生存下去的力量，希望是从孩童时期就陪伴着人成长的力量：

希望将他带入生活之中

希望扑打着欢愉的孩童，

它显现的魔力让年轻人放松下来，

希望不会被老年埋葬。

属于年轻的理查德·施特劳斯的作品还有他将约翰·亨利·麦凯[1]的名叫《明天》的诗谱写成的歌曲。宁静、简单、亲密的旋律将对幸福的展望与对同伴的爱联系在一起。

明日太阳又会升起

照耀着我前行的道路，

我们，幸运人儿，

将在这个阳光普照的大地中间

再次找到这条路线……

内心冲突的状态或危机四伏的境遇都会引发希望的产生。雨果·沃尔夫将罗伯特·雷尼克[2]的诗歌《明日的心情》谱写成了歌曲。这首歌对于一夜辗转难眠、第二日心情沮丧的人也是一个有益的安慰。

1　约翰·亨利·麦凯（John Henry Mackay，1864—1933）：出生于苏格兰的德国作家。
2　罗伯特·雷尼克（Robert Reinick，1805—1852）：出生于波兰的德国画家和诗人。

很快夜就会消失殆尽，

我已感到清晨的微风细雨。

主这时说道：要有光！

此时与黑暗相关的东西消失殆尽。

从天际的帐篷似的屋顶穿越世界各地

天使们欢快地抖动着翅羽：

太阳的光照在宇宙中燃烧。

主啊，让我们去战斗，让我们获得胜利！

众多的作曲家都用音乐来表达过希望，这些表达直接或间接地回到了基督教礼仪模式：也就是说它们都与"上帝的羔羊"这一主题相关，是天主教礼拜顺序的最后一部分，是为了外在和平和内心平和的永恒祈祷，祈祷的句子形式为："请赐予我们和平"。在此，我只能指出这一承载着系列传统的希望和信心的最高形式（从另一个角度来看这一内容也涉及"信仰"一章中的内容）。

约翰·塞巴斯蒂安·巴赫以他的《B小调弥撒曲》为弥撒乐曲奠定了第一块里程碑（出自他手中的还有另外四首弥撒曲，这四首弥撒曲都不如这首更富有意义）。在这里，他将"上帝的羔羊"交给作为咏叹调的独唱，而对和平的祈祷却让合唱来完成。

如贝多芬用特殊的标题强调的一样，他用自己的《庄严弥撒》祈祷着"内在与外在的和平"（在此我们应注意表达的顺序）。在该曲中，情绪程度的表达从轻声的恳求主的怜悯到对无忧无虑的快乐世界的描述，再到威胁性的战争的残酷暴行。

在此，我还想提及柏辽兹和威尔第的扣人心弦的弥撒曲（相关内容请参看"变老"一章），我会向您更详细地介绍1946年的交响乐章，其中涉及有关天主教弥撒和葬礼弥撒的经文。在法国出生的瑞士作曲家阿尔蒂尔·奥涅格被看作是20世纪最严肃的、最富有责任心的作曲家。他以惊人的管弦乐交响曲《太平洋231》而闻名于世，在该乐章中蒸汽火车头的声音成了高声的歌唱。大约四分之一世纪之后，他将自己对二次世界大战造成的破坏的印象写在了他的第三交响曲《礼拜交响曲》中。他的朋友让·科克多写到："在他的作品中，机器的世界与祭坛的墙壁、柱子和教堂的窗户交替出现。"在这首交响曲的第二乐章《来自深渊的呼唤》中先是表现了战争的发生，接下来是渴望和平景象的图面，第三乐章和最后的《给予和平》乐章与之形成了鲜明的对比。

希望之乐，尤其是教堂音乐的广阔领域，在"信仰"一章中已经提到。

与人接触的顾虑

尊敬的、可亲的小姐！

　　用这样对于您来说如此陌生的事物来打扰您，这并非我的本意，亲爱的小姐，不，请您相信，长时间以来，尽管我是默默无闻地，但是却坚定地爱慕您，请允许我在此抱着巨大的、深切的希望恳请您，约塞芬小姐，请将您最终的决定以白纸黑字的形式坦言诚实地相告于我，以平息我今后的心境，我在此要提出的问题是：我可以寄希望于您，斗胆到您父母那里去向他们提亲吗？或者您对我个人的好感还不足以使您想跟我走向婚姻的殿堂？

——安东·布鲁克纳致约塞芬·朗的信

今天，越来越多的人拥有交际障碍，这本来是不足为奇的。电视连续剧一直在编写出一个个骗人的现代童话故事。但我们实际的日常的生活真正看上去是怎样的呢？

　　许多人羞怯于开口跟别人聊天，他们不具备在公开场合中感到轻松自如的能力。他们不敢去吸引别人。这样一些人，他们没有掌握去倾听对方、去感受对方的能力，他们找不到去了解他人个性的人口，因此自然就欠缺了跟别人去交流的兴趣。如果您是这样的人，那么首先就请您弄清楚每一种交往所包含的意义，交往中我们应该注意的是：自然而不是"扎堆"，要展现自己的独创性而不是去做出一副谄媚的嘴脸，要展现自己的实质而不是胡言乱语，要维护体面而不是让人感到难缠。

　　您喜爱音乐，对吗？为什么您不把对音乐的酷爱发展成一种业余爱好呢？音乐的历史是令人心醉神迷的，因为您知道，从各个方面来看，音乐与历史都是值得被看重的，这可以一举两得。不费吹灰之力您就能找到一个跟别人谈论的话题，您可跟他人谈您近期听过的交响音乐会，或者谈新上演的歌剧，再或者谈一出芭蕾舞的首演。如果您能提起这样的话题，那么就能让所有在场的有同样经历的人感到高兴，同时您也将自己融入了他们中间，在其中您还可以学到不少东西。谈着这样的话题没有人会感到时间被"白白浪费"了，在这样的情况下，别人还会对您心怀感激。

　　这里有一些提议和意见。二重奏和三重奏奏鸣曲可以帮助您在交往中怎样采取行动，怎样去做出反应，正如像为您提供一个赋格，它体现出需要把握的原则与怎样相互分类的模式（更确切地说，是怎样将处于隶属的东西与处于主位的东西进行替换）。您只需学会用一条线来识别，然后在巴赫和他同时代的作曲家的三重奏鸣曲中选择一种或另一种乐器，然后在与其他两种乐器的协调下去关注它们所表现的问题，它们的陈述和答案。如果您认识五线谱（水平只需大概能跟随乐曲的进程），那么在这个过程中，这一获取知识的兴趣就会大大地增强您的好奇心。同样，您可以在您的朋友圈子内与他人口若悬河地谈论这一话题：为此，您会大有收获——无论是在精神上还是情感上。

　　自然，要举行音乐会的三个音乐人（从词源上的意思是：竞争），他们需要同一个题目。您也同样如此，关键是您需要为自己准备几个主题（如今在英文中仍将此描述为赋格主题）。这一准备正如学校里的学生，只要自己完成了家庭作业，去学校时就会悠然自得。您可以随身带上一些预先为社交场合准备好的话题，最终您表现出来的是，您是一个充满魅力的人，有着自己特殊的业余爱好——这将会在您的社交圈子里流传开去。而别人也会很快地在跟您的聊天中对您充满好感，他们会将您同那些在聚会上爱扯闲话的人区别开来。您在此期间也习惯去谈一些涉及本质的话题，您可以通过对没有多余信息、没有废话空话的和弦音乐的观察来达到这一状态。

除此之外，您应该清楚，并不是只有您一个人拥有社交顾虑。其他人也许只是知道怎么样更好地去隐藏这种顾虑。而您却无须去隐藏，因为您是"完成了家庭作业"的。不要忘记，在这样的情形下，采取主动进攻要比最好的防御更具有效果。提出问题，提出在您已准备好的范畴中的问题。比如您可以问别人您不懂的东西，问一个您不认识的人，一圈下来，您就会有所受益，就会了解更多，就会使您引起注意，就会让自己悠闲自在，这样下来，许多人都会羡慕您，因为他们不敢这样去尝试——出于胆怯，害怕让自己难堪。

除了提到的音乐作品，在这一章中不宜推荐其他的音乐作品。在这里，更多的是涉及作曲的形式，而不是作品本身，没有特定的程序内容。"健忘、注意力无法集中"和"缺乏安全感——内在主动权"这两个章节的内容可以给予您更多的帮助。

疾病、病患、依赖

我感到自己是这个世界上最不幸、最痛苦的人，此人
的健康再也无法好起来，绝望中他让事情变得更糟，而不是
更好。我说，你想象一下有这样一个人，他的最灿烂的希望
已灰飞烟灭……

——弗朗茨·舒伯特1824年致朋友库珀维瑟的信

首先要避免一个误解：这本《家庭音乐药房》并不能帮助重病患者，而至多不过针对那些小伤小痛，类似这样一些轻微的疾病——您可以用家中备用的药或者不用医生开的处方，自己到药店去购买一些药就可减轻治愈的——也就是说，本书只能帮助那些心灵上的伤风感冒。因此，这本书的内容与音乐疗法的广阔领域无关，它只关乎音乐的使用，也就是用于，如果您哪天患了病毒性感冒，卧床不起，或是在您受了点小伤住进了医院等。我所认识的所有听觉没有问题的人，他们在这种情况下都少不了要去享受音乐——这大概对他们来说是一种心灵的对话、一种修养或是回忆的需要。可是，也正是在这样一些处境中，我们才要清楚自己该听什么样的音乐。

　　用音乐可以消磨时间，消磨必须等待的时间，但是，如果您本来就得消磨时间，那为什么您不能将这个时间利用起来呢？音乐为此提供了一些可能性。您可以清理自己内心的思绪，思考您与周围世界和与您生活同伴的关系，有必要时，可以重新调整它们，还可以去审视自己对工作和生活的理解，去审视自己的价值观以及您生活中的最具有决定权的东西，有必要时进行修改。此时，在病床上您有时间去做这些事儿，因为您得把时间利用起来。没错，此时也是最佳的心平气和地倾听音乐的时间，去听那些别人向您推荐的或是送给您的音乐，对于这些乐曲您早就充满了好奇。也许您可以伸手去把钢琴盖子打开，去弹奏您喜爱的歌剧，您喜爱的舒伯特、舒曼和勃拉姆斯、沃尔夫的歌曲。还可以推荐的是，您可以去读一些有关音乐史的文学作品（尽量读一些可读性强的），这样您可以深入地了解到有关音乐大师们的生活与人品的信息，了解到他们的个性与他们的艺术作品相关的联系和知识。借此机会，您可以去深入透彻地了解某一个具体作曲家，此人长年累月地跟自己的病痛、绝望和对病魔的畏惧做着勇敢顽强的斗争，在病痛中每一天都怀着最大的忍受力，这对于您来说是毫无害处的。具体的音乐作品您可以根据您自己的身体和心灵状态在本书的相应章节中选听。

也确实存在着这样的音乐，它是作曲家在经历了一场大病后诞生的。贝多芬就是这样一位受着残酷命运左右的音乐家：在生活中他渐渐地、不可避免地失去了听觉。失聪的过程整整折磨了他二十五年，这样的一个过程，到了最后使得作曲家完全放弃了痊愈的幻想。

1808年，贝多芬在他的《拉祖莫夫斯基弦乐四重奏》第三首的草稿纸上写下这样的句子："你失聪已不再是秘密——在作品创作中也是如此。"在第三乐章中的声音逐渐消失之后，过渡到最后乐章的声音听起来阴森恐怖——类似在C调上打击出的单调的砰砰声——这是想要敲进自己听觉里的声音。当小提琴出现时，乐曲这才重新带来了清新的生活勇气。

这是在1808年。十四年后贝多芬一点声音都听不见了。在他的《费德里奥》的最后排演中，他的朋友辛德勒也在场，这应该是贝多芬最后一次尝试着做指挥，在该曲目的序曲演奏过后，一切就陷入了混乱。辛德勒给了不知所措的指挥一个手势，让他将彩排停下来。"他在这一瞬间跳到地上，只说了："快速离开！'他猛冲到自己的住所中。倒在沙发上，两手紧紧地捂住自己的脸颊，他保持着这种姿势，直到我们在桌旁坐下。在整个晚饭过程中他一声不吭，整个人深深地沉入了忧郁与沮丧中。"

贝多芬的失聪来源于一种性病感染，它时常将贝多芬置于病痛的境况。当贝多芬再次大病初愈，他便写下了《一位大病初愈者献给上帝的感恩圣歌》，该曲用利底亚调式写成，是一首触动人心的慢乐章，弦乐四重奏Op.132这首教堂调式的乐曲不同凡响，利底亚调式相当于大调音阶加上一个增四度（从 c 音算起，在白键上形成一个例外：用升 f 替换 f ）。这种艺术的手法以一种奇特的方式为合唱般的缓慢柔板增添了神圣的气氛。在同一个第三乐章中作曲家也多次相应地采用了D大调行板，作曲家贝多芬以此来表现"新生力量的感知"。

让我们以贝多芬写下的句子作为基础来进行思考。并不仅因为大病初愈或是生了病，我们才有足够感恩的理由。因为只有到了这种状态时，我们也许才能去正确地认识到我们拥有什么，我们毫无意识地从别人那里得到了什么，然而我们却没有充分地享受这一切。从前我们关心的只是日子的进程速度。而如今，在这种生病的状态下，我们会对日子每一毫米的进程，会对最微小的健康恢复都心怀感恩地给予密切关注。也许我们会感激一次使我们去进行沉思的机会（有关内容请参看"放松、沉思、冥想"一章）。

如果说贝多芬的失聪家喻户晓，但仅仅有几个音乐上的朋友知晓，世界著名的波西米亚伟大的作曲家贝德里赫·斯美塔那也患有同样的疾病，该作曲家同样也是在他最后十年失聪的状态下写出了诸如《被出卖的新娘》以及《伏尔塔瓦河》这些作品，这种整个世界都变得悄然无声的状态对于一个音乐家来说尤为阴森恐怖。不仅如此，1882年作曲家还陷入了精神错乱（原因是与贝多芬相同的失聪）。

失聪的第二年后斯美塔那写下了弦乐四重奏《我的生活》，在第一乐章中，作曲家不可遏制地描述对一颗年轻的心的向往，同时也表现出对再也无法恢复健康的担忧，继而作曲家在第二章节中表现出了舞蹈的欢乐景象，在第三章节中呈现出了爱的结合的幸福，在最后章节中，作曲家采用波西米亚的民族音乐来欢庆所获得的欲求。本来乐曲的章节到此就该结束了，但是在乐章结尾时一个与音乐极不和谐的高音 e 出现了，这一高音的持续出现，象征着作者耳聋后在脑子里驱赶不掉的幻听。整个作品就在这样痛苦的表述中结束。

在采用组合的底层低音部分的时代，两位巴洛克音乐大师同样也是死于失明。巴洛克音乐因常用和弦记述法而著称。而两位作曲家却承受着失明的折磨，对上帝保持坚定的信任（白内障是不分年龄段的，另一些作曲家因为时常在昏暗的灯光下通宵地伏案在桌上谱曲，故也不能避免如此）。巴赫在写他的《赋格的艺术》时失明了。亨德尔在创作他的清唱剧《耶夫他》时失明了。有一个惊奇的巧合，那就是这两位作曲家都在同一位眼科医师那里寻求帮助。约翰·泰勒是一个半吊子眼科医生，同时也是个江湖骗子（如同卡桑诺瓦把自己吹嘘成骑士一样，他把自己吹嘘成行家）。在那时可以想象的麻醉水平下，这两位作曲家忍受着剧痛，在泰勒那里做了眼科手术。手术没有成功，而随之而来的是引发了整个身体状况的恶化。巴赫于1750年死于手术引发的综合征，而亨德尔却撑了过去，此后还存活了八年，在这些年中，他把生命的最后时间都用在了创作自己的音乐作品上。

巴赫在他生命结束的前几天向他的女婿口述了自己所谓的死亡合唱愿望，在这一合唱中他有意提到了以下的句子："我特此来到你的宝座前……"

在这种情况下，我们不得不再谈谈亨德尔，这个彻头彻尾的强大的自然力量，亨德尔在伦敦的歌剧计划失败以后，经历了一次中风和精神上的崩溃，但他都挺过来了，不仅如此，他在之后的二十年中写下了几乎二十部清唱剧！

许多作曲家都亲身证实了自己在面对病痛与死亡时的忍耐力。令人钦佩的是，伊戈尔·斯特拉文斯基长期以来身体极为虚弱，痛苦万分。他清醒地意识到他的身体器官在一点点地失去功能，对此他简要地描述道："我已不能小便了"。但是，如果不是献身于音乐的人，又怎能知晓不和谐与协和音的必要性，又怎会知晓阴霾与痛苦如同死亡一样都是属于生命的。

莫里斯·拉威尔曾患一种很特殊的土耳其病症，在面对这种疾病时，他长时间地证明了自己的勇敢与无畏。这种病症被称为匹克氏病，又称脑叶硬化症，它使大脑皮层产生变化，使患者逐渐丧失语言和运动能力。有些医生怀疑，拉威尔大概是因为在青年时期摄入了大量的兴奋剂，如尼古丁、酒精和咖啡等，因而引发这个病症。实际上，拉威尔出奇地过早衰老。另外一些医生怀疑，原因在于拉威尔患的一种生物幼稚症，这种幼稚病症的症状表现为体质极为虚弱；身体矮小，大脑内部积水，终身性无能以及行为举止狂躁偏执。

作曲家拉威尔在很早以前就患有严重的失眠症。在夜间，他经常会做一次漫长的徒步，特别是喜欢在夜晚徒步穿越一个陌生的城市。"我得相信，睡眠的必要性是一种偏见，因为没有睡眠我的身体也没有变得很糟糕。"1919年他这样说道。20岁时，在拉威尔那里偶然会出现手指在钢琴上失灵——不能将一个句子完整地表达出来的情况。1932年，拉威尔还经历了一场车祸，这场车祸使他失去了好几颗牙齿，头部也受到伤害。自那以后他就不能作曲了，因为他不能集中注意力。次年，在一次游泳中，他受到了一次致命的惊吓，在水里他发现自己的双腿不能动弹，只能用一只手臂挥动挣扎着游向岸边，医学上把这种症状称为失动症。慢慢地，拉威尔的记忆力也在丧失，给朋友写一张慰问卡他需要8天的时间，因为他已记不起单词的顺序结构。

拉威尔时常独自一人一动不动地坐在一处，遥望着虚幻的远方。朋友们问他在做什么，他回答道："我在等待。"1937年，当拉威尔应邀去观看他的著名芭蕾舞剧《达芙妮与克罗埃》时，他在幕间突然离开自己的座位，人们在后台找到他时，看到拉威尔泪流满面，他说道："我心中还揣着那么多的乐曲，我压根就还没有表达出我想要表达的东西！我心中所有的一切我都要把它们表达出来。"

不久医生就决定为拉威尔做头颅手术，手术后，拉威尔昏迷了十天。站在拉威尔墓旁的也有斯特拉文斯基，可是他完全没有预料到，在他生命中也有相同的结果在等待着自己……

从这个角度来说，拉威尔的一些音乐作品可以说带着病态的特征，因此，在对他的《波莱罗舞曲》的节奏探究中，我们会听到一些狂躁的成分，该曲在巴黎首演时，一位老妇在演奏期间愤怒地大喊道："到疯人院去吧！"而作曲家对此的评价却为众人带来了一个全新的认识，他说道："这位夫人真正看懂了这部剧！"拉威尔的学生和传记人罗兰–曼努埃尔，把拉威尔的《圆舞曲》称作"死亡之舞"，在拉威尔伟大的钢琴诗《夜之幽灵》的第二段中体现出了一种真正恐怖的庄严结局，即绞刑架……

在舞台艺术史中矗立着一块纪念碑，它是为了纪念一位特殊的、勇敢的年轻人，这位年轻人从小便身患小儿麻痹症，终身被监禁在轮椅上不能行走，只能存活短暂的时光。此人名叫玛侬·格罗皮乌斯，她向我们充分地证明了，心里的力量比身体的力量更强大。玛侬的母亲是作曲家马勒的遗孀，名叫阿尔玛；父亲是著名的大建筑师贝尔格·格罗皮乌斯，此人也是著名艺术学校包豪斯的建立人。玛侬不仅是一位美丽的、敏感的小姑娘，她同时也富有特殊的舞台表演天赋。她轻而易举地就在自学中领悟许多舞台角色的功能，尽管众所周知，她永远没有可能走上舞台。玛侬天使般的形象为奥地利著名作曲家阿尔班·贝尔格提供了灵感，他为她写下了动人心魄的小提琴协奏曲《纪念一位天使》。对于我本人来说，这是一个最有说服力的证明，我们可以采用现代的声响手段抒发置于我们内心深处的乐曲。在贝尔格小提琴协奏曲的最后乐章中，他引用了巴赫的《吾已足矣》。在这首乐曲中饱含了令人难以置信的对和声的强化，以此作为对几乎难以忍受的痛苦的象征。

有一些作曲家终身隐忍着疾病和因之带来的病痛，疾病的诱因通常是年轻时期紧张的演奏生活。沃尔夫冈·阿玛多伊斯·莫扎特就遭遇了这一致命性的结果。1991年，为了纪念莫扎特的诞辰，人们对他以往的健康状况做了详细的研究，事实证明，这位伟大的作曲家在他的一生中几乎没有一年是健康无病地生活着的。

莫扎特6岁时患过一次链球菌感染，从今天的医学角度来看，这一链球菌感染是导致三十年后他死亡的真正原因，因为这一感染侵害了他身体的重要器官，导致了莫扎特心脏瓣膜最终的破损。

由此，从6岁起，风湿病引发的极度疼痛与高烧时常就伴随着莫扎特——有时他整整一天都不能动弹，有时高烧将他置于幻觉中。8岁时，在莫扎特身上第一次出现了窒息的状况，后来在演奏中他不得不常常因此而离开演奏厅。10岁时，莫扎特在天花的流行中未能幸免，这次他虽然存活下来，但天花在他的脸部留下了疤痕。此外，在莫扎特的一生还患过牙龈脓肿、腮腺脓肿、腹部斑疹伤寒和黄疸等疾病。

据今天人们的推测，莫扎特还患有一种性病感染，该病要么在他活着的时候就得到了痊愈的治疗，要么由于莫扎特的早逝而避免了该病在后来给身体造成的破坏性的后果。尽管如此，这位伟大的音乐创造者在面对死亡时，他以呈现出生命欢快的作品《魔笛》度过了他生命最后的十年……

梅毒这种疾病给许多音乐家的一生带来了极度的伤害，原因可能在于艺术家的自然天性中所包含的极度感性，以及他们放荡不羁的艺术家的生活方式及环境，由此他们才能创作出精彩的艺术与音乐的作品。托马斯·曼在他的小说《浮士德博士》中生动地塑造了一个音乐家创造性的一生以及随之而来的痛苦历程。托马斯·曼在这部小说中这样写道："在许多作曲家的生命中都存在着一个埃斯梅拉达[1]……"

1　埃斯梅拉达（Esmeralda）：此名源于西班牙，后因为维克多·雨果的《巴黎圣母院》的女主人公而成为放荡不羁、充满激情的象征。

失聪并没有丧失生命的危险，但梅毒却是引发失聪的病根，斯美塔那和贝多芬同样都因为梅毒而失去了听觉。自然，贝多芬还在世时，人们就尝试着将有关贝多芬患有梅毒的事实证据掩藏起来。关于这一"危险的病症"，作曲家自己承认是1796年在柏林的一次拜访期间染上的。1802年，当病痛开始出现时，贝多芬在他的《海利根施塔特遗嘱》中这样写道："带着欢愉我迎向死亡——在我有机会将我所有的艺术天赋发挥出来以前，它就到来了……对此我还是感到心满意足的，它不是能将我从一种无尽的痛苦中解脱出来吗？——来吧，死亡，如果你愿意，我会勇敢地跟随你。"

在所谓的菲斯霍夫[1]的手稿中，有一部分是作曲家贝多芬的笔记，部分笔记内容已被销毁了，但有关"柏林事件"的笔记却被保留了下来，作曲家对此这样写道："主啊，主，我的宝藏，我的岩石，哦，我所有的一切！你窥视到我的内心深处，哦，你听，那些难以启齿的，倾听我的内心，你的不幸的人，你最不幸的凡人，他被令人恶心的东西所擒获，被禁锢于其中而无法做任何改变，这令人恶心的东西正一点点地将他带入死亡……"

贝多芬在1819年春季所写的笔记被偶然发现，上面写道："路易·万提·拉格瑙[2]，识别各种流行性性病，这是治愈它们，

1　菲斯霍夫（Fischhoff）：此人为《贝多芬传》做了最为详细、完整的注释和解释。

2　路易·万提·拉格瑙（Louis-Vivant Lagneau，1781—1867）：法国军事外科医生和性病学家。

并使自己获得安全的艺术……"在贝多芬与周围环境完全隔绝之前,他曾起誓,坚决要求人们在今后谈到他时,一定要严格遵守事实,要提到他在生时所有的经历和关系。

弗朗茨·舒伯特在知晓自己的感染无法治愈时,他发出了绝望的哀号,但这一哀号随后便成为了他的动力,他的作品《冬之旅》就是一个令人震惊不已的对绝望的记录。作曲家本人将这组曲子称作"令人毛骨悚然的歌曲花环"。在这24首歌曲中只有7首是采用了大调写成的。在他生命即将结束的那几个月里,舒伯特写下了诸如《B大调钢琴奏鸣曲》的作品,该曲承载着超越世俗、平衡充实的生活,但其中除了表现出来的明朗欢快外,也不乏极为阴郁的段落……

雨果·沃尔夫是继舒伯特、舒曼之后的歌曲大王,我们可以将他称之为感觉细腻的声音心理学家。他经历了疾病的各种阶段。在他生命最后的几年里,他的生活要么沉溺在完全的闲适酝酿中,要么就是全身心地投入炙热、疯狂的作曲中,这种交替呈现出一种极为严重的病态。超自然的力量一次又一次地在他那里显现。由此,1890年3月23日他这样写道:"我浑身聚集了千军万马的力量,从清早一直写到深夜,毫不间断"。在四个星期的时间里,他就创作了精美的25首歌曲以及钢琴曲。他情绪高涨地对此补充道:"我现在处于一个高耸云端的状态,即使这种状态只是内在的感触,而不是外部的呈现。"然而到了1894年时,他的身体状态日益变坏。"没有什么在这个世界上能治愈我的疾病了，只祈求上帝能帮助我振作起来。让我重新充满灵感，祈求他能摇醒我心中的打着呼噜的魔鬼，这个魔鬼又能将我带入疯狂的创作状态，如能这样，我会将这个魔鬼视为神明，为它建立祭坛。"

无法自拔的依赖应该被视作是一种特殊的疾病。因为这意味着内在自由的（部分也是外在的）丧失。如今，几乎没有一个成年人不对这样或那样的东西上过瘾，或者还身处于对某种东西的过度依赖中。

一个人的依赖不仅仅是对金钱或职业的依赖，依赖应该更多的是指存在意义上的依赖：如对自己生活伴侣的依赖，没有了对方就想象自己再也无法继续生活下去，相信自己无法忍受没有对方的生活状态。这种依赖关系的危险之处在于，依赖于他人的一方会毫无意识地指责对方，而对方却通常对一个特定的处境没有任何责任，由此，这位被依赖的一方时常会获得不公平的待遇，甚至会被误认是肇事者而遭到惩罚。这是许多悲剧性关系的缘由。

生活中，你可以去获取一种东西，但要想去占有它，你首先得拥有摆脱它的能力。

一个人你是不能占为己有的。死死地缠着一个人，一天到晚都围着他转，这样对这个被缠着的人来说是无法忍受的，而那个缠着别人的人、不能独立生活的人是以此在作践和贬低自己。摆脱依赖的道路通往寂寞，通往内在的绝对自由，通往自我独立的存在形式（请看相关的章节"与人接触的顾虑"和"缺乏安全感——内在主动权"）。没有人能够剥夺我们去完成这样的过程。如果时机还不成熟，你还深陷于之前的爱恋中而不能自拔，那么你肯定得滞留在这一关系中，这一状态会给你带来无尽的问题。建立在完全依赖上的爱几乎是不能持久的。

许多作曲家都曾别情所恋，他们并不爱自己的妻子，因为他们在另一个女人身上看到自己的理想图像：想象力在他们的心中为他们勾画出了一个虚构的理想人物，而实际上，在大多数情况下这样的人物压根就不存在。我们在此引用歌德《诗与真》中所表达的，这一虚构的人物在作曲家那里融合成一个不可分割的，但引人入胜的整体。当有一天这一幻想破灭了，失望就会扑面而来。但是，在这一幻想中却诞生了令人敬畏的、心心念念的大师作品……

在音乐艺术的万神殿中，有众多这样沉迷于情爱的案例，其中最浪漫的要数柏辽兹，他将自己对这一情爱的沉迷融进了他永垂不朽的作品《幻想交响曲》中（请看"失恋的痛苦"一章）。肖邦在性格坚毅的乔治·桑那里找到了可以用来弥补自己充满女性气质的天性的阳刚之气。他们双方都清楚，在他们的生活中所遇到的其他女人都不适合他们。艺术家需要痛苦，也在寻找痛苦和碰撞。

原则上来说，对刺激物的依赖与对一个人的依赖毫无区别。实际上，在此更多涉及的是年轻人，年轻人需要存在的支撑点，他们在无意识地四处寻找，大多数成为刺激物的牺牲者都应该进行认真思考，对于刺激物的依赖只能让人丧失内在的独立，是缺乏内在的自主权的表现，它阻碍个人向着成熟发展的道路。

遗憾的是，艺术家中正好有许多人对酒精有强烈的依赖，许多例子听上去令人悲哀。有些艺术家甚至为此付出了生命。例如，富有天才般创造性的、极度敏感的、生活上极为放纵的穆捷斯特·穆索尔斯基就是一个这方面的典型例子。在艺术家的传记中记载着酒精在他的生命中扮演着灾难性的角色，他时常需要它，因为酒精能在短时间内帮助他进入一个充满灵感的创作状态。（莫扎特在喝醉了时，口吐粗言，在聚集的听众面前，学着猫叫，在桌子和椅子之间上下乱跳！）

在此再举几个众所周知的例子：柴科夫斯基曾是一个喝醉时不大吵大闹的人。可是在他晚年时，他可以喝酒喝到失去意识。格拉祖诺夫[1]在生活中几乎就没有过完全清醒的状态。比如，作为指挥，他就把拉赫玛尼诺夫的《第一交响曲》的首演搞砸了。但是所有这些作曲家们都创作出了流芳百世的作品，即使他们处在这样的时期，都会严格地使自己处在创作的状态中。（这是一种冒险的行为。我们可以反过来说，尽管有不少伟大的作曲家们是酒徒，但是这并不意味着，酒精可以造就伟大的艺术家！）

自然，贝多芬和巴赫的音乐是帮不了真正患酒精中毒的人

1　亚历山大·康斯坦丁诺维奇·格拉祖诺夫（Alexander Konstantinowitsch Glasunow，1865—1936）：俄罗斯作曲家。

的，就像不能听他们的音乐来治牙疼一样。但是，我们可以把他们的音乐当作预防针。我们可以有意识地通过有目的地去倾听一些不沉闷的、不狂热的、不歇斯底里的音乐来对此做一些预防。谁要是能摆脱依赖，迈出一大步，那么他就能巩固这种状态，用一些乐曲来对自己做一些有效的"防范性措施"（请参看"缺乏安全感——内在主动权"一章）。

工作也是能够让一个人上瘾的。用今天时尚的表达来说就是"工作狂"。古斯塔夫·马勒就属于此类。"他总是病着，另一种状态的他，我是不认识的。"马勒的遗孀这样写道。马勒在学校期间就渴望做一位"烈士"，之后他长期以一种战时状态与交响乐团和演唱团一起奋战，直到他的心脏出现了心衰，这才让他有一天不得不听取医生的建议，做"短暂的歇息"。"真正能够让人享受的那一刻是当你完成了一部作品的时刻。"写下这句话的三年之后，他就用生命来偿付了这样的时刻，因为他没有听医生的劝告做必要的休息。

同样患有工作狂的有极富有天赋的作曲家莫扎特，像马勒一样，他们不停地在头脑里作曲，在短暂的一生中，他们创作作品的总量令人生畏。马克思·雷格要是没有惊人的强壮的体格，那么他就会在大量的工作压力和酒精中毒下早早告别人世。但是，他是了解这种酒精作用下充满创作力的状态的："孩子们，你们知道这片阴影是如此壮观，这是最高的境界！"内心深处，雷格似乎已预料到，他得跟时间赛跑："您想想门德尔松、莫扎特、舒伯特，想想沃尔夫！我们没有多少时间可供流失——我得完成我的作品。"

在这一点上，必须阐明一些最为基础的东西。在作曲家们的那一面，他们总是被所具有的天赋驱赶着，他们总有要对我们倾诉的东西。而在另一面，我们作为听众，作为信息的接收者，为了懂得他们，我们需要一定的感知力和敏锐力，但我们绝对没有必要就此让自己卷入这样的情感旋涡里，让自己在同样的混乱中迷失或者让自己堕入同样的深渊。

一个具有依赖性的人首先应该学会脚踏实地，然后才是给自己输入健康的、增强体力的音乐氧气。他在此不是要获得饼干或厨房里料理出来的精细食物，而是全值的营养品、山泉水和新鲜空气——简言之，要听的应该是客观音乐。以此获得冷静的头脑，这里也是在美学意义上的冷静。想想医院里病房的设置：友善，涂的是亮色，一扇开着的窗子，通过这扇窗子向外看去，可看到一丛丛树木，一个阳光明媚的山谷，医院里的门都是轻轻就可以打开的，不存在任何问题。由此，要听的音乐应该是明媚、透亮、赋予内心平衡的。

巴赫的器乐，还有他同时代的作曲家，如亨德尔、维瓦尔第和科雷利的作品都是可取的，再者还有莫扎特早期的作品（首先是室内乐）、舒伯特所有的室内乐，还有门德尔松所有的作品、勃拉姆斯和德奥拉克的快速乐章和舞曲；以及德彪西的《大海》的诸多的前奏曲和拉威尔的作品《达芬尼的组曲》、普罗科菲耶夫[1]的作品《古典交响曲》都适合于这一范畴。

抒情诗人爱德华·莫里克曾着力于去表达如孤独、黑夜与疾病这样的主题。雨果·沃尔夫却能够毫不费力地跟随他所要表达的内容。而在大多数作曲家那里并不总是这样。因为他们有时在谱曲时完全按照自己的想法行事，往往忽略了诗人在诗中想要强调的部分。1888年，作曲家雨果·沃尔夫为《在清晨》这首诗谱写了相应的乐曲，这一年是其为诗歌谱写曲子最多的一年。

> 没有睡眠能代替我的眼睛，
>
> 然而日期将至……

无论怎样，疾病都在提醒，每一天的开始都是一次重新的唤醒。最后还是"响起"了《晨钟》里的和谐。什么在明媚和光亮中继续。这样给患者的心中又带来了信心。

> 恐惧，折磨着你
> 不会长久，我的心灵！
> 庆幸吧！它们在此也同时在那里
> 清晨的钟声已进入警醒。

对于病入膏肓的人，最基本的支撑是希望（相关内容请参

1　谢尔盖·谢尔盖耶维奇·普罗科菲耶夫（Sergei Sergeyevich Prokofiev，18921—1953）：苏联著名作曲家、钢琴演奏家、指挥家。

看"希望"一章）。同样，胡戈·沃尔夫的歌曲《康复者的希望颂》一曲是这样表达的：

清晨呈现在我面前的是死亡。

而我感到我的头仍安靠在那里，多么美好！

希望，你隐藏在我的两腿之间，

直到战胜疾病，

倒下的人我奉献给诸神，

可不要忘记你是被遗忘的那一个，

在救世主的身边

你不动声色地观看着这场盛宴举行……

玛蒂尔德·韦森登克——理查德·瓦格纳来自苏黎世的情人曾写过一首名为《疼痛》的诗歌，瓦格纳将这首诗歌谱成了曲，有关内容在"希望"这一章节中也曾提到过。这首诗将患者确切无疑的希望形象地表达得淋漓尽致：

太阳，你每晚都在哭啼，

你哭得两眼通红，

当早逝在地平线上沐浴，

它便擒拿了你！

然而在往昔的华彩中，

阴郁世界的荣耀重新建立，

你在清晨苏醒过来，焕然一新，

像一个豪迈的胜者归来。

　　这种疼痛时常是灵魂的煎熬，那种绝望的感觉（谢天谢地它不是固定的），看上去没有治愈的希望，把人压得透不过气来。而很少人会因生理疾病结束自己的生命。

　　罗伯特·舒曼年轻时候就患抑郁症，在以后的岁月里，他时常不得不在绝望中与这一试图主宰他生命的、将他置于黑暗中的魔影做斗争。在舒曼充满痛苦的传记中，记录着他曾要求把自己送到位于恩迪奇的疯人院去，最后他还是结束了自己的生命，忧郁症就是导致舒曼自杀的原因。作曲家完全能理解贾斯汀努斯·克纳[1]在他的名为《是什么让你这样身患重病》一诗中所要表达的东西，他选取这首诗中的句子并将它们谱写成了一首动人心弦的歌，这首歌的部分歌词是这样的：

我承载着死亡的愿望，

这是人都要经历的，

大自然让我健康，

而它们却令我没有半点心安。

1　贾斯汀努斯·克纳（Justinus Kerner, 1786—1862）：德国医生、作家、诗人。

失恋的痛苦

如果你不在意我多年来欠缺的那些沉闷的日子，

如果你不喜欢它们，那么我的七弦琴听起来会更加明亮。

——库尔特·图霍尔斯基[1]词/汉斯·艾斯勒[2]曲

《对渴望的渴望》

1　库尔特·图霍尔斯基（Kurt Tucholsky，1890—1933）：德国记者、作家、诗人。
2　汉斯·艾斯勒（Hanns Eisler，1898—1962）：奥地利作曲家。

失恋的痛苦是一定能够产生出后果的，它决定您生活的去向以及您爱的方向——决定你终究是否又回到您爱人的怀中还是将自己投入大众情人的怀抱，谁知道呢。您首先应该去有意识地体会在"迎接与告别"之间的这种"酸甜苦涩"的状态，在诱人的回忆和可怕的担忧中徘徊。因为失恋的痛苦能释放力量，最理想的状态是我们能够控制这一力量——厌恨、恼火并不是最坏的，也许可以成为取得杰出成绩的动力。这一力量让许多作曲家获得了创作的灵感，我们在此只能列举几个个别的例子。

　　众所周知，在许多崇拜贝多芬的女人中，为了取得一个充满魅力的、痴迷于音乐的女士的青睐，能跟她有更多的接触，贝多芬做了各式各样的尝试。可是没有任何一个女人能与贝多芬分享他的生活。渐渐失聪的他，在口头交流上受到了极大的限制，可是这位作曲家靠着自己的记忆力，和创作的意志，总是在自己心中保持着希望的火花。作为每一部艺术作品的基本成为——贝多芬的想象力将那些赋予他灵感去创作一部新作品的女性形象理象化处理了，并在他的作品中将之永恒化固定下来。这也就解释了为什么他会在自己唯一的歌剧《费德里奥》中如此隆重地庆贺"夫妻的忠诚"或是在他的《第九交响曲》中引用跟他个人毫无相干的席勒的句子："谁赢得了一个忠诚的妻子……"

艾克托尔·柏辽兹可以说在爱情上是一个绝对倒霉的人。同自己倾心的美丽的卡米拉·莫克马上就要订婚了，但柏辽兹得前往台伯市，到美第奇家族的别墅中去"磨损"自己所获得的罗马奖。可是在途中他就得知，他的"爱丽尔"已决定嫁给一个富裕的钢琴制造商。再后来，他慢慢地痴迷于一个在莎士比亚《哈姆雷特》剧中精彩扮演欧菲莉亚的女演员（他总是停留在剧作里），这个名叫哈丽特·史密森的女演员把与柏辽兹的这种暧昧关系延续了很长时间，直到有一天，这个女演员遇到了车祸，这场车祸导致她再也不能重返舞台，于是她便时常用酒精来排解自己的痛苦，她依赖于柏辽兹的帮助。我们在柏辽兹的《幻想交响曲》中能清晰地听到这位作曲家的狂热与愤怒。

安东·布鲁克纳一生中都在不断地向年轻的女孩子求爱，可是却经常遭到拒绝。这样一个总是在生活中失望的人却写出了伟大的交响乐和弥撒曲，其形式和戏剧的意义能与哥特式的大教堂相提并论，在此这个作曲家需要多么有效的补偿机制来起作用！

按照古斯塔夫·马勒的个性——用我们今天的行话来说——很难把他排在"大男子主义"的范畴之外，他不是那个在同美丽的、极富有天赋的女作曲家阿尔玛·辛德勒结婚以前就提出了条件，要求她完全为他放弃自己的事业吗？

也就因为如此，后来发展出来的问题就不足为奇了。马勒，这个向来决然、骄傲的男人在他生命的最后几年里开始领悟到了自己的问题，因为他与阿尔玛的婚姻出现了很大的问题。他就此问题甚至找到了弗洛伊德，但是要在他人面前完全敞开自己，他克服不了内心的畏怯，由此，他两次跟百忙之中的弗洛伊德教授预约了时间而却没有去赴约。最后弗洛伊德不得不对马勒下了最后通牒，终于，两人在一次共同的散步的谈话中，弗洛伊德在马勒童年的经历中找到了他问题的症结所在。由此，马勒为自己陷入的爱的痛苦找到了内在的澄清和反思，这一反思和澄清的结果最终拯救了他们的婚姻。

爱在另外一个人那里却成为一生中无法愈合的创伤。勃拉姆斯并非偶然地接受了他朋友约瑟夫·约阿希姆的座右铭："自由——然而——孤独"。他将这个座右铭忠实地作为自己生活和创作的动力，作为一个未婚的人，尽管他拥有许多艳遇，但是这些艳遇终究不能消解自己对爱人的思念。这一思念日益被涂上黑暗的颜色，勃拉姆斯将这一黑色的思念写进了他的许多交响曲和歌曲作品中。在创作中，勃拉姆斯并非是故意不去考虑文学的品质，而是更加愿意选择那些不押韵的诗歌，在此有如下的几个例子：

在克劳斯·格罗斯的《你蓝色的眼睛》最后的诗句中这样写道：

> 一对热情的情侣灼伤了我的心
> 疼痛的感觉随之而后：
> 你的所有如澄澈的湖水
> 也如湖水这样冰凉彻骨。

奥古斯特·冯·普拉登[1]在他那个时代写下许多诗句，其中深受众人喜爱的一首，名为《你说，我误解了你》。在此要表达的是恋人们绝望的结论：

> 我不指望新的
>
> 忠实的回报，
>
> 只是承认，你曾爱过，
>
> 而如今已不再爱我！

阿道夫·弗里德里希·冯·沙克[2]是诗歌《秋季的感觉》的作者。该诗歌最后的段落写得真是棒极了：

> 像一缕掠过灌木丛上的风，
>
> 你在嬉戏着什么？
>
> 仍以那最后凋零的喜悦，
>
> 让自己休息下来吧，
>
> 很快她也会逝去。

《海上的航行》这首诗是由诗人海涅所写，它表现了想重新拾回遗失了的爱情的绝望心境。勃拉姆斯将这首诗谱写成了一首

1　奥古斯特·冯·普拉登（August von Platen, 1796—1853）：德国诗人、剧作家。

2　阿道夫·弗里德里希·冯·沙克（Adolf Friedrich von Schack, 1815—1894）：德国诗人、文学艺术史学家。

充满了幽灵夜色的船夫歌曲。这首诗在最后的几行中才彻底地摧毁了拯救爱的幻想，给希望致命的一击。

> 我亲爱的，我们肩并肩地坐在一起，
>
> 在轻舟上荡漾，亲密无比，
>
> 夜色静谧，我们漂游在
>
> 宽阔的水域上。

> 那座幽灵的岛屿，美丽无比，
>
> 朦胧地躺在月的光华里，
>
> 它发出充满了爱的声音，
>
> 摇曳着笼罩雾霭的舞姿。

> 在那儿响起爱、更爱的声音，
>
> 这声音在波光中晃来晃去，
>
> 而我们从旁边漂游过去，
>
> 在宽阔的海面上看不到希冀。

写自弗朗茨·舒伯特的套曲《冬季的旅行》，这组歌曲淋漓尽致表现了坠入爱河的人们被遗弃后充满了失望，看不到希望只能绝望地叫喊的场景。组曲中名叫《晚安》的第一首歌曲就通过还未沦为嫉恨和诅咒的心灰意懒深深地抓住了我们的心。

> 作为陌生人我搬了进去，

作为陌生人我又搬出去，
　　五月对我亲切友善
　　为我带来一束束花的娇艳。

　　那女孩子曾提到爱，
　　　母亲甚至也点头答应，
　　而现在世界是如此的阴郁，
　　　路被覆盖在大雪里。

　　当那个流浪者偷偷地离开自己的家，离开自己生活的城市时，他再次回想，心中充满了无限的悲伤，但也充满了温柔的遐想。在此舒伯特将小调变为大调，以此表现一个友善的梦，作为他唯一期望的宝藏。

　　不想打扰你的美梦，
　　　不然你的安歇就会枉然，
　　你不该听到我的脚步——
　　轻轻地、悄悄地把门关上。

　　在大门口旁顺便
　　　给你写下：晚安，
　　　但愿你能够看见它
　　　得知我对你的想念。

在舒伯特的第一组名为《美丽的磨坊女》的曲组里，我们就能嗅到他的爱的痛苦的激情爆发。那束爱人送给他的鲜花凄美地召唤着被遗弃的、厌世的人，它们可以陪伴他进入棺材，也可以陪伴他踏上新的旅程，可是他更坚信春天的力量……

当她在小丘旁游荡

心中想着：他的表达是诚恳的！

此时小小的花朵都会从土中破绽百出！

五月来临了，寒冬已被驱出。

在这段诗歌里，舒伯特改变了声音的性别，头几句采用的是缓慢的、送葬式的步伐小调，随后就被生动活泼轻快的大调所取代，五月的欢唱（演唱者自身的体验也是如此）让不幸的人完全忘记自己作为爱着的人的不幸，忘却了自己不能去享受春天的状态……

舒伯特在1882年，也就是他与世长辞的那一年，将路德维希·雷兹塔布的诗歌《逗留》谱成了曲，该曲收纳在舒伯特去世后编集的《天鹅歌曲集》的组曲里。

呼啸的奔流，咆哮的森林，

目不转睛的岩石，我的逗留……

如同古老矿砂凝聚的岩石，

我的痛苦一成不变。

在极少的情况下，疼痛会持续下去，但疼痛的整体感，正如恼怒一样，都取决于最初阶段的自我调整。在海涅名为《海边》的诗中，主人公感到自己受到了致命的伤害，因为他所倾爱的她对他的炙热爱不做任何反应（我们所了解的真相是：女方在父母那里收到禁止跟小伙子来往的禁令。而在海泥的眼里，让父母知道此事是对深刻和真实的爱的背叛，是的，她出卖了爱）。在《天鹅歌曲集》的组曲中，也收集了这首歌，舒伯特为这首歌的谱曲可以说是一幅心灵翻腾的绘画，它是作曲家有生以来最富有表现力的作品。通过简单的技巧，作曲家将四个段落的诗文分为ABAB两个声部，这样他便实现了第二段落和第四段落的一致性：

雾色渐浓，水在翻滚上涨，

海鸥在天空来回翱翔，

你的眼里，充满了爱，

泪水在滑落下来……

自那一刻我的身体就在痉挛，

心灵垂死挣扎在思念与渴望中，

我被那不幸的女人

用她的泪毒杀。

在音乐表现手法上，作曲家在此让钢琴奏出了颤音，以此来表现洪水泛滥的图像，从而与那个被拒绝了的情人心中盛满的激情之火相呼应。

在那部后来收集出版的《天鹅歌曲集》的组曲中还有一首表现夜晚场景内容的歌曲，该歌曲名为《双重人格》。

夜色静谧，

小巷沉睡，

在这栋房子里住着我心爱的人……

在此，舒伯特成功地采用了一种表现主义在音响上的简略，由此，他整整超越了他那个时代一百多年。

类似这样毫无修饰、荒芜的手法，舒伯特也用在了《冬季的旅行》的最后段落中（请参阅"孤独"一章）。但是，在这里，舒伯特受到了不可捉摸的和充满激情的提案的启示，成功地获得了幽灵般的音响效果以及意想不到的戏剧性爆发力。

那里站着一个人凝视着高空，

暴烈的痛苦令他双手紧拧，

我感到惧怕，一旦我看见他的面貌——

夜月呈现出我自己的形貌……

您尽可将自己的恼怒发泄出来——甚至让自己变得具有攻击性（请参阅"攻击性"一章），您可以听音乐、大声高唱、划船、指挥乐曲，把您的怒气发泄出来，发泄干净。他或者她根本就不值得您所有，您应该从受伤的心理走出来，这个奇迹的出现是可能的——感谢它来自音乐的力量。

马勒的《旅行者之歌》的部分歌词是由他自己写下的。这首歌一开始就令人心碎：

> 如果我心爱的人举行婚礼
> 这天便是我的葬礼……

此时，到来的春天也会让歌唱者不安，因为在他的心中冬季犹存：

> 不要歌唱，花儿不要开放！
> 青春已逝去！

套曲的第二首歌《今晨穿过田野》描绘出了大自然的田园风光——鸟儿和风信子在对着歌唱者欢快地耳语。但是：

> 幸运会真的将我造访？
> 不，不，我的心中再也无法开放！

来自巨大力量的绝望呼喊（在此采用的是《少年魔角》里的诗文）：

> 我有一把灼热的刀，一把插进我心里的刀，
> 哦！疼呀！哦，疼啊！……

> 我愿，我能躺在一个黑色的担架上，

永远不用再把眼睛睁开!

　　然而，哪里有爱，哪里就有希望。恋爱中不幸的人所怀抱的希望以及他们盼望的能力如同生着重病的人一样，因为希望对二者都意味着生命的持续。就是在自己诗中时常表现出愤世嫉俗的海涅也不例外。1878年，雨果·沃尔夫将这类诗词谱成了曲，创作出了《海涅歌曲集》，这还是在十年之前，在他那传奇的盛产之年1888年以前。

　　　　　从我的巨痛中
　　　　我吟唱出那些短小的歌曲;
　　　它们带着歌声翅羽向高处飞去
　　　　　伴随着内心的扑腾。

　　　　他们找到了寻找信赖之人的路，
　　　　　可是他们却返回，抱怨，
　　　　　　抱怨，而不愿说，
　　　　他们在自己的心中看到了什么。

　　在一个诗歌领域内还是以男性为主导的时代，一个男诗人去描写一个恋爱中不幸的女人，这是一个例外。这要求诗人要有极度敏感的笔触。爱德华·莫里克就拥有这样的能力。雨果·沃尔夫为他所写的《被遗弃的女孩》一诗找到了最为恰当、哀怨的曲调。这首歌的旋律催人泪下:

清晨，当鸡鸣时分，

在星星陨落之前，

我得站在灶台边

得点燃做饭的火……

此时泪水连绵，

滚滚而落；

就这样开始了新的一天

哦，他又离去了。

　　海因里希·海涅在他的一生中都得忍受不能跟他的一个漂亮
亲眷交往的痛苦，就因为这位女眷的父母认为海涅是个一事无成
的人。罗伯特·舒曼在他的第7号组曲《诗人的爱》中采用了沉重
和弦的重复，以此来象征海涅诗句中的双重立足点：尽管那抱着
轻蔑态度的人强调他不会恼怒，但当我们听到音乐中表现出来的
挑衅时，我们就会明白，这位主人公实际上是多么恼怒。他甚至
宣称，面对痛苦他会做到贻笑大方。

我不恼怒，即使心已破碎，

我在梦中看到你，

看到你心房中的夜景，

看到毒蛇将你的心一点点啃噬掉，

我看到，我亲爱的人儿，你多么地痛苦，

我不恼怒。

《诗人的爱》接下来的歌词是，恳求鲜花、夜莺、繁星，为了安慰不幸的爱人。

> 你们所有人都不可能知道，
> 唯有一人了解我的痛苦，
> 她将自己撕裂，
> 也撕裂了我的心。

在第9号《诗人的爱》的组曲中，舒曼设置了一个跟马勒在"如果我心爱的人举行婚礼"中的相同图像。音乐听上去是喜庆欢快的，甚至可以随之翩翩起舞，一段宏伟的钢琴演奏，正如舒曼常采用的手法，但它的弦外之音却展示了一种特殊的状况。

> 那是一支笛子和一把小提琴，
> 小号猛力地将自己融入它们；
> 那里在跳着婚礼庆典的圆圈舞
> 我所有至爱的人们。

> 那是一声叮当声和轰隆声，
> 一下击鼓声和木笛声；
> 其中掺杂着哭泣声和哀叹声
> 可爱的小天使们。

《诗人的爱》组曲的结尾是卓越的。海涅在此描绘了巨大的一副棺材，舒曼用笨重缓慢的乐曲表现了这个场景——这个棺材比海德堡的啤酒桶还要大，比美因茨的桥还要长，比科隆大教堂里的圣克里斯多夫的雕像还要重。十二个巨人将这副棺木抬起，把它沉入海底。

你们可知道，为什么这个棺木

会如此巨大，如此沉重？

只因我也沉下我的爱恋

将我的巨痛淹没在海里

失恋的痛苦——引发这一痛苦的原因在于：爱恋的无法实现，关系中的不忠以及身处其中的两人的异化和疏离。后者不适合用音乐来展示。但不忠这一点却相反能成为艺术有效的主题。莫里克的诗歌《破晓时分》，雨果·沃尔夫将之谱成歌曲，歌曲表现了一个年轻女孩在清晨时分被燕子的叫声唤醒时的心理活动。

听着，我在对你说什么，

你的宝贝我在控诉：

当我在唱歌的时候，

他在心中暗暗地萌发了爱，

在破晓时分。

年轻的女孩也许在心中预感到了这一切，但她却无法承受这样的事实。

哦，疼啊！不要再说下去！

哦，不要出声！最好你什么都没听见！

飞走吧，离开我这棵树！

哎，爱与忠诚就像一棵树

在破晓时分

　　在真相面前闭上眼睛，这是一种失恋的典型的反应，这也是一种非自愿的自我保护反应的表现。由此，下意识就会渐渐地适应这一无情真相的现实存在，震惊通常也不会发生。所以，听众可能会遇到这样的情况：通过听取他人的命运或在艺术品中看到自己不幸的状况，这样真相的杀伤力就会大大地减弱，就会得到适当的处理。自我发现的过程就会得到促进、引导和支持。

　　我们在失恋丰富多彩的主题中绕了一大圈，而到了结尾时，这个主题显得并非如此不幽暗。作曲家沃尔夫冈·阿玛多伊斯·莫扎特拥有这样一种天赋，他能在泪中欢笑，能含泪微笑。1787年，在他去世的前四年，他把加布里埃尔·冯·鲍姆伯格[1]写的一段文字谱成了曲——终于有一段出自于女作家手笔的东西了，该文字描述的是露易丝将她不忠的爱人的来信烧掉时的情况。在

1　加布里埃尔·冯·鲍姆伯格（Gabriele von Baumberg，1768—1839）：奥地利作家、诗人。

此这个女孩的行为无可非议：她以此来发泄自己的怒气，但与此同时她没有让自己痛哭流涕。因为她知道，她这位爱人不值得她去这么做。而她心中同时也非常清楚：痛苦会暂时"扭曲"她的心灵，但不是永远——正如我们浪漫主义者之后向我们展示的一样——悲哀总是会过去。就此，女孩将那些情书付之一炬。

> 烧掉你们，很快，她的爱
> 在此就会毫无痕迹。
> 可是，那个给你写这些的男人
> 也许还会长时间燃烧在我心里。

伤　感

这正像古老的歌曲，

听着它们，没有人会欢笑，

每个人都在侧耳倾听；在一起唱直到深夜时分。

——赫尔曼·黑塞[1]词/奥特玛·舍克[2]曲

1　赫尔曼·黑塞（Hermann Hesse，1877—1962）：德国作家、诗人。

2　奥特玛·舍克（Othmar Schoeck，1886—1957）：瑞士作曲家、指挥家。

首先我们在此要澄清的是，我们在这里谈到的伤感跟病理上与狂躁症完全相反的忧郁症没有任何干系。这里谈到的伤感只是在日常生活中出现的一种伤感情绪，这种情绪带着苦思冥想的、黯然神伤的、忧郁的特性，它在一定的时间里出现。古希腊人将人的病症跟人体中所含的主要水分联系在一起，这些水分中有四分之一是黑色的胆汁，而胆汁被看作是黑色肝脏的产物。因为在古代，肝脏被视为是个性和心灵所处之地，由此，在我们今天的语言中有这样的形容，诸如："嫉妒得肝都绿了"，呕出了"苦胆水"，"气得七窍生烟"。这些都表示，胆囊对人生气是有反应的，肝脏也在起作用。

诚然，在很早以前，就有这样一些关于身体反应的更强的形容，这些反应都跟心理问题有一定的联系，也就是心理问题导致的身体健康问题。诸如这样一些表达："气得胃疼""脚都软了""死灰色的脸""心里发毛"。如果形容一个人处于畏惧的状态，我们就会使用"心惊胆战""舌头僵住了""魂不附体"等形容。

一个人——如果内在失去了平衡的中心——倾向于自己的阴暗的一面，我们就将这种状态称之为忧郁伤感。当然，就文化历史而言，总是有这样的历史时期，在这个时期中，人们很喜欢，甚至很享受这样的伤感情绪。有一系列的艺术作品是表现这样的时期中的感受的。例如，歌德笔下的"维特"，此人性情痴迷、乖张，忧郁伤感。在拜伦的诗剧《曼弗雷德》中所表现的世界闻名的痛苦，再有就是肖邦晚期在他的音乐作品中所表现出来的那种垂死的柔软度。古代意义上的"黑色"一次又一次地成为了"时髦"，它延伸到世纪末的颓废以及这个世纪二十年代的忧郁症。

在我们这本《家庭音乐药房》中，我们对伤感的理解并非是不好的、带有副作用的，相反我们更多地把伤感看成是有必要的，因为作为平衡因素，伤感对于我们今天这个时代的积极行动主义和实用主义是相对应的，由此，我们应拥有对应的灵敏触角。

伤感的情绪无论如何所带来的好处是，我们在这个情绪中如同渐渐缓慢演奏的乐章，所有外在的行动得到一个歇息的过程，这时我们就可以窥视我们的内心，客观地审视我们自己。这个过程是一个内在与外在的放松。如果这种伤感最后要危险地沦为一种漠不关心、麻木不仁的状态的话，音乐就是最好的防止这种状态出现的良药——因为即使是伤感的音乐都是获得力量的源泉，也是训练内心强大的工具。

每一个人都应该拥有这样的伤感期，并学会去享受它。因为，伤感并非与绝望有什么关系，伤感就犹如一副墨镜，用这副眼镜我们可以在一个过渡阶段中，用另外一种光线，一种笼罩着雾气的光线去观察事物。我们可以把它比作减弱的弦乐器发出的声音或是占主导地位的低弦乐（大概如巴赫的《布兰敦堡协奏曲》）。在这里，动感十足的音乐，同时又具有平稳缓慢的脉动，它似乎像一个可以追踪到心脏震颤波动的时间测量仪。正如大家所熟知的肖邦的"自由节奏"一样。

伤感是缠绵的，从感知上来说，伤感可以让我们沉溺于幻想的源泉中，也可以让我们畅游在记忆的湖泊里，因此，伤感拥有它令人愉悦的一面。柴科夫斯基的作品《忧伤小夜曲》就是一个"旗舰"般伤感音乐的最好证明，这是一部罕见的作品，最初是为小提琴和钢琴所写，但后来进行了多次加工。该曲的旋律经过短暂而又微弱的尝试后，几乎是狂躁不安地一次再一次地往下沉落，听上去让你感到好似被一个重物拉倒在地。

约翰内斯·勃拉姆斯是一个伤感歌曲的德国歌唱者。勃拉姆斯这个男人，整整一生苦守着自己的爱恋，而同时又不得不放弃自己所爱的人。他至少将自己灵魂中不能实现的渴望用音乐记录了下来。因为勃拉姆斯向来都谱写充满活力的乐曲，由此他的乐曲所表现出来的忧郁是一种非常奇特的人性的忧郁，它听上去从来不软弱无力，而是一种延续不断的自信。如果形象地去形容这种效果，我们会说，勃拉姆斯的悲哀是昂首挺胸的。在此所提到的"悲哀"只是部分地涉及我们的主题。伤感这个主题，它无疑带着一些舒服的感觉，从心理学的角度来说，这一感觉带着几分自虐的因素。音乐本身就是这样混合的结果，它能引导我们越过千山万水，进入我们心灵产生感触的过程。勃拉姆斯的《单簧管五重奏》Op.115就是一首伤感的真正的赞美诗。长期以来，这首曲子一直是国际室内乐的黄金曲目之一。在与这个主题的关联下，您应该首先去听这个曲目的第一部分，但如果您有足够的时间，您可以逐渐地听完整首乐曲，将它变成您的内在财富。

在这里，弗里德里克·肖邦的两部钢琴协奏曲是针对我们主题的良好的音乐选题，还有就是肖邦晚期所做的玛祖卡，它体现了波兰民族那种特有的忧郁，这种忧郁富有浓厚的民族色彩，它承载着家园饱受摧残的哀悼。在这方面，它可以与葡萄牙传统的法多[1]相媲美，法多是吉他伴奏下充满了艺术和心灵感知的歌唱，它是葡萄牙昔日的伟大，它表现了个体的哀伤，唱出了对人类失望中的希望。夜晚，您能在里斯本的酒馆里听到它。

《曼弗雷德》是拜伦勋爵所写的一部沉浸在世界痛苦中，充满了冥思的戏剧性诗歌。在音乐历史上，有两位作曲家为这首诗歌谱了曲。一是柴科夫斯基将该诗歌谱写成了四个乐章的《曼弗雷德交响曲》，二是舒曼将它谱写成了一部充满激情的《曼弗雷德序曲》。

我们在挪威作曲家爱德华·格里格那里也可以听到沉重的忧伤，这种忧伤听上去比柴科夫斯基的还要幽暗，但却不那么感性。格里格所作的《培尔·金特》组曲中的《索尔维格之歌》成

---

1 葡萄牙的一种传统的音乐风格，又被称为"悲歌"，由歌曲演唱和乐器演奏两部分组成。歌声充满悲切、哀怨之情，与高音吉他和中音吉他一起合奏。

为了世界著名的曲调。这证明了全天下的人对这种伤感的情绪都不陌生，甚至相当熟悉。

让·西贝柳斯的《悲伤圆舞曲》展现出一束世界交替的颓废之光。

在德彪西生活的那个时期，法国人也很乐于致力于谱写带伤感曲调的作品。克劳德·德彪西在一封信中对他的作品《帆》——出自德彪西《前奏曲》第一册——发表了如下的看法："海浪在潮起潮落中泛起了忧伤。"提示性的全音阶在这里使听众完全随心所欲地毫无目的地漂游在海面上。"缓慢而忧伤"的曲调在德彪西的《前奏曲》第二册《枯叶》中也全然呈现出来。我们似乎看到，在和弦中，葡萄轻柔地落入手中又掉到了地上。

针对自己创作的六册《意象》集，作曲家德彪西这样写道："我认为，这些曲子都写得很不错，它们会在钢琴曲中获得一席之地……可以左右跟舒曼、肖邦并列……你喜欢哪个都行。"在第二册中有三个曲目，其中头两个非常适合我们哀伤的主题。在《透过树叶间的钟声》一曲中展现了意向的远方，充满了秋意的哀伤。在《月落荒寺》中，"月亮降落在昔日的神庙上"，这一景象将浪漫主义的热情与跟时空相关的对远方的向往联系在了一起。德彪西在此将东方的异国情调与地中海的古希腊风情结合起来，通过五声音阶的运用象征性地表达了东方的情调，地中海古希腊风情则是通过采用多立克音阶来表现的（在今天的所谓的教堂音乐中很常见）。

　　并不仅仅是德彪西一人在表现伤感时也顺带着表现了乡愁、思念、沉思（请参看"渴望与乡愁"一章）等这样一些情绪状态。一个典型的例子就是罗伯特·舒曼在为艾兴多夫的诗《在城堡上》谱的曲，它带着浓厚的乡愁，时间在这里好似停止了，就像丢勒的著名的雕刻《哀伤》，画中呈现着沉思的女人和卡巴拉[1]符号。同样，在艾兴多夫的诗中环绕着一种非理性的气氛，整个诗中充满了难以言喻的舒服——痛楚的气氛，这位浪漫主义诗人唤起了德国中世纪的氛围。

> 在潜伏中睡着了
> 上面那位老骑士；
> 那边一场阵雨，
> 森林的沙沙作响声穿过栅栏……

　　那位老骑士几百年来坐在废墟中，早已化作了石头，鸟儿们在圆形的窗檐上筑了窝。

> 下面在举行一个婚礼
> 在莱茵河上的阳光下，
> 演奏音乐的人们很带劲，

1　卡巴拉是犹太教中一个神秘的分支，该教采用多种复合来表示人与上帝的关系，最著名的符号如：生命树。

美丽的新娘，她在哭啼。

在同一组"套歌"中，艾兴多夫在《暮色》一诗中捉摸不定地向作曲家提出了一个"克莱尔式的晦涩"，它是一半的惬意——亲切，而又是一半的令人毛骨悚然。

暮色想要张开翅膀，

树木咆哮恐怖异常，

乌云浮动如沉重的梦一般，

这令人的恐惧意味着什么？

最后诗人还用了类比：

今日疲惫消沉的，

明日会像新生儿一样崛起，

有些会在夜里失去——

看护好你自己，保持清醒和活力。

如果还想挖掘出更多带有伤感气氛的作品，那我们可以去听那些激情澎湃的轻快抒情的短歌或器乐曲，我们可以听拉赫玛尼诺夫的第二、第三《钢琴协奏曲》中的缓慢的部分或是柴科夫斯基《芭蕾舞》中的双人舞部分，这些都可以帮助我们最终获得明显的技能和节奏感极强的操作能力（合适的乐曲您也可以在"精神萎靡不振"一章中找到）。

更年期危机与新的开始

他已燃烧殆尽，剩下的只有他内心深处的四壁，四壁
中一束幽灵般的小火焰还在四处乱舔。

——斐迪南·格雷戈罗维乌斯[1]描写52岁的李斯特

1　斐迪南·格雷戈罗维乌斯（Ferdinand Gregorovius，1821—1891）：德国历史
学家。

时间的快速流逝会强迫某些年代的人不得不重新开始一切。从二战战场上归来的人，都得从零重新开始。那些在战争时期失去男人的独自生活的女人，她们所获得的任务就是去清理废墟中的砖瓦，由此，她们获得了一个全新的定义：清理废墟的女人，在这个定义中她们开启了生命中新的一页。

如今，面对一些变化，每一个人都面临着重新开始的可能。年龄、关系、工作和储蓄这些因素无论如何都跟生活的保障具有相同的意义。我们可能明天突然就失去工作，一种关系可能突然破碎，整个一个工作小组可能变得多余，我们的储蓄可以在面临通货膨胀或是新规定的付款方式时完全耗尽。我们最好是去直面这些可能性，而不是仅仅去畏惧它。

当然，自我的内部流程要求全面变革的迫切性不亚于外部强迫的改变。无论如何都需要一个外在的刺激，比如，保尔·高更突然脱离了拥有良好经济保障的世俗生活，放弃了作为银行职员的工作，漂洋过海来到位于太平洋中南部的马克萨斯群岛，仅仅是为了作画。

有一些状况虽然看上去不是那么乐观，但它的出现却是典型的时间上的另一种突破。在今天，越来越多的妇女们在问自己，如果孩子们翅羽丰满以后，她们该怎么办，她们生活的全部就如此结束了吗？就是这样一些妇女，她们才应该有所突破，她们得从自己一贯的角色中挣脱出来。与此同时，男人们也有同样的问题，他们就像挂在一个职业的转动的轮子上，一生都安于在同一种职业上转动，他们害怕让自己陷于一个不安全的境地——40岁以后，他们不会让自己去做一个新工种的培训或是再回到自己已忘却的职业技能中去。他们不会从一个拥有庇护的、"绑定"了的存在形式转换到一个没有庇护的，但自己做主的存在形式（相关内容请看"向往自由、对未知远方的渴望"一章）。

在同一个时间段里，男人会问自己：究竟为什么我为自己花了这么少的时间，一生中，我总是急匆匆地——现在才发现——去追逐那些虚妄的东西？对于自己的孩子，只是与之肤浅地接触，而自己的妻子已不再能接受他的一成不变，找个女朋友吧，自己身体上已达不到对方的要求。怎么办，自己就只能按照自己一贯的轨迹继续生活下去了，可是，这个一贯的轨迹却不存在了。震惊、不知所措，接下来的症状是身体机能的萎缩，所有这些都是更年期的征候……

我们能做什么？干脆去接受生命强加的这个休止符吗？或是将它作为一种机会去利用！这时我们该做一次清点：在我们以往的生活中，什么是有益的，什么是不好的。把耽误的那些事不讲情面地摆上桌子，承认内在的错误估算（最简单的办法是，找一个旁观者；一位善解人意的、做过心理咨询培训的人来帮你做这次清理，生活伴侣在这件事上是不够格的，因为距离太近）。也就是说，我们要做理智清晰的思考——要尝试着去倾听自己的内心——给自己上更改自己以往生活方式的课程，把它看作是尘世存在的"任务"。这时，我们突然意识到，从前确定的路线，一切都可能朝着一种灾难性的方向发展。如果我们撤出这个轨迹，我们就可以很快地抵达关键性的医院科室。

更年期危机，在生命中期的新的开始——这是怎样的一种机会！当然所出现的状况是跟畏惧感紧密相连的：对变老的畏惧（请参阅"变老"一章）。几乎所有的人在他们生命的中段都会经历一个对自我的重新评估，会经历一个内在的变革，在有些人那里，这种内在的变革会导致一个对自我身份的重新认知或是一个新的开端。在另一种情况下，有些人会完全丧失生命力和生机。这是一个琢磨不定的时刻，在这样的时刻会给心理上带来病症，会让人突然停止生命的列车，它也会让一个人第一次在镜子中审视自己。在这样的时刻，一个人在自己身后看到的是一幅完全跟美景不相干的景象，这个景象也跟一个精心打理的花园没有半点干系，这个人在自己身后看到的是一大片混乱的热带丛林。

音乐在这样的境况下能起什么样的作用呢？利用音乐我们可以先将所有的一切归置在一起，以便能轻松地去战胜这一过程。因为，在此你并不孤独：环视四周，这种状况并不是仅发生在你一人身上，在你的熟人圈子里也同样发生着这类的事儿，甚至是在音乐史中也不乏其人。你可以读到，一些著名作曲家是如何自信地应对这一巨大的变化。如果您在这方面没有出现很大的问题，那再好不过了。那您可以算是为将来可能发生的冲突做好了准备。这个世界上的一切都不会是白送的，我们在生活中所能保持的清醒和看待事物的方式，它们都来自我们在生活中是否从我们的经验中能够吸取一定的教训……

在这一章中，我首先想提及的是俄国作曲家，因为他们为勇敢的重新开始提供了最壮观的案例。在19世纪末，就有三个伟大的作曲家在生命的进程中经历这样的境遇：拉赫玛尼诺夫逃往美国，成为美国人；斯特拉文斯基两次改变自己的国籍；普罗科菲耶夫忍受不了对故乡的思念，费尽了周折，最后在强大的自我控制下寻到了归途，回到了祖国。1917年，在经历了一次巨大的心理危机之后，拉赫玛尼诺夫带着自己的家人，以及一只狗和一些作曲草稿在一个夜里逃亡国外。而45岁的他，在美国，从一无所有奋斗成了音乐会钢琴演奏的座上客。接下来，他陆续赢得了指挥家、作曲家以及室内乐伴奏家的声誉。在新世界中，他首先用自己的弹奏钢琴的能力去适应当下的市场，而放弃了先争取做一个作曲家和指挥家的打算。

拉赫玛尼诺夫的最大的偶像——彼得·伊里奇·柴科夫斯基在他的生活中也是得去适应一个巨大的改变，这一改变跟拉赫玛尼诺夫的不相同。直到1878年柴科夫斯基一直都在尝试摆脱他的真实的性取向，他甚至让自己进入了婚姻的殿堂。可怜他那位年轻的妻子相信，只要她能以充分魅力持久地吸引他，她的丈夫就会走上正途。可是情况恰好相反，这位骨子里就歇斯底里的作曲家因此差一点就了断了自己的生命。"没有意义去放弃自我本身，成为别人想要你成为的人。"这是柴科夫斯基做出的总结，从外部视角来看，这一总结给他的私人生活带来了摧毁性的后果，也给柴科夫斯基自己制定了铁一般的工作纪律。

自然，柴科夫斯基就得完全改变以往的生活条件。结婚几个星期后，他就离开了他的妻子，辞去了他的教职，跑到了国外去。在经历了几乎要了他的命的灾难后，十年过去了，柴科夫斯基重新建立了自信，这一自信使他又能上台指挥，甚至完成两次相当长的欧洲巡回演出。柴科夫斯基的《第五交响曲》是一部对人性意志的赞歌。为此，纽约最大的音乐厅——卡内斯音乐厅——邀请了柴科夫斯基去首演他的这一乐曲。

在结尾时，我们对有关这一涉及心灵的问题写上一些该注意的事项。在更年期，开始一种新的热爱，无疑是最理想的版本。

让自己重新爱上——周围的环境或者所有被此事所涉及的人该会怎样？路德维希·凡·贝多芬偶然为歌德的一首名为《新的爱，新的生活》的诗谱了曲。

心啊，我的心。它应给予什么？

是什么把你如此困扰？

这是怎样一种陌生的、崭新的生活！

我已不再认出你。

你从前所爱的一切已消失，

以往使你忧郁的已殆尽，

你不再努力，你的安宁也已失去，

啊，你怎么会走上如此之路！

    这里展现出来的是绝对的混乱，是打翻了以往最基本的平静的混乱，是生活中和工作秩序上的混乱。以往的努力奋斗和内心的平衡都在减弱。但是，爱恋是最好的良药，它能将你引出这个黑色的地段，将你带出更年期的危机。

失眠与助眠

夜从容地在大地上降临，在梦中斜靠在山壁，

此时它的眼睛凝视着金色的天平，

在同一个杯中时间静谧地安息……

——爱德华·莫里克词/雨果·沃尔夫曲《大约在午夜》

您渴望着它，但很难找到进入这一奇幻领域的入口。当您终于落入"睡眠的怀抱"，您最终又被梦魇惊吓而醒。也许您是在直接担忧睡着后会做噩梦？有一个好办法：防止失眠有一个古老的家传秘方，这就是《摇篮曲》（我们之后会再次谈起这个话题）。摇篮曲有一种放松的效果，它会在一定程度上将您带回最原初的存在，这就是：均匀的韵律、摇曳的节奏、柔和而舒缓的旋律。《摇篮曲》这些典型的特征您能够在古典音乐中找到——在大多数交响乐、协奏曲、奏鸣曲的慢节奏的章节中找到，也能在18世纪和所有19世纪的弦乐四重奏中找到。

　　在我们进入具体的乐曲之前，在此做一个限制的说明：有这样一些酷爱大自然的人，他们在森林中的一次徒步行走就如同虔诚的教徒参加了一场弥撒。当然，如果他们受到牙疼的折磨，那就不行了，您难以抚平上颚发出的敲击般的闷疼，音乐也同样。如果是生理上出现的疾病影响了您的睡眠，那么您只有求助于医生了。但是合适的音乐至少可以使您放松下来，将您带入安逸的思绪中。

　　您平躺在床上，彻底放松下来，在睡眠的状态下倾听乐曲，让您的思绪自由漫步；徘徊在愉快的、感恩的、温暖的地方，把那些充满了问题的思考相对化。（您对自己说"明天一切都会变好，至少自己目前是健康的！"——拉开距离来看一切都会显得那么微不足道！）这么做是为接下来几个小时的无忧无虑、轻松的过程创造条件。通常在这种状态下入睡，所做的梦也会相对地美好亲善，因为梦是受您的下意识所影响的，而下意识在美好音乐的影响下会为您提供帮助。

有一些直接的催眠曲，但不能说这些催眠曲听上去是那么的无聊，让人听着听着就开始打盹。如果塞巴斯蒂安·巴赫的《戈德堡变奏曲》很单调的话，凯瑟林伯爵[1]也不会表现出巨大的钦佩，然而正是这曲子帮助了患严重失眠的凯瑟林，此人作为俄国使节先后在德累斯顿和柏林待过。凯瑟林伯爵有一个年仅16岁的秘书，此人很有音乐天赋，他曾是巴赫长子弗里德曼的学生，也在圣托马斯合唱团导演和指挥那里上过几节音乐课，据说他演奏过大键琴。老巴赫在为他的伯爵资助人创作该协奏曲时，他肯定是想起这位富有音乐天赋的戈德堡，所以这首协奏曲作品充满了艺术的意味形式，从技术上来说也是高难度的，它创作于勃拉姆斯和雷格之前。如果您的耳朵灵敏，您就会在这首曲子里听到，通过部分直截了当、丰盛的旋律而变得如此精细的线条，此时巴赫不再去考虑他眼下所处的进退两难的处境——不能放松，又不能睡着。在听这首乐曲时，到了最后，您会感到非常疲倦，这种疲倦来自精神上的极大挑战和审美上的充分满足，以及积极的对乐曲的享受。

1　赫尔曼·凯瑟林（Hermann Keyserling, 1880—1946）：德国哲学家。

音乐是通过它始终严格的、或多或少的平均分配来起作用的，也是通过在时间上的精确组织，让听众在不知不觉中形成一种模式去接受它。快速的脉动和急促的呼吸可以被适应的音乐所平息。宽广的旋律和舒缓的、非侵略性的和声可以使内在的兴奋感消退，让如潮般的心情变得平和。

　　有许多打盹的和催人进入梦乡的音乐。赛萨尔·弗兰克的交响诗《普赛克》属于最温柔舒缓的乐曲，它如同美丽的女人在爱神丘比特的亲吻下苏醒。您先听第一部分《普赛克的梦境》，轻柔的触感无处不在，轻柔的抚摸无处不见，然而整个乐曲听上去却是那么纯洁无瑕。在雕塑艺术中，古典主义者卡诺瓦[1]的无男性特征的雕塑在我看来是与相对应的艺术种类。弗兰克整个一生都是巴黎各大教堂的风琴师，时间干得最长的是在圣克洛蒂德大教堂，而这个无比虔诚的人很快就获得了"天使嗓音"的绰号——当然，他的另一个绰号是"塞拉菲尔克神父"。在他的乐曲中，他从来不加入任何沉闷的因素，他不会让自己的乐曲听上去沉闷压抑。

　　在音乐的和谐上，理查德·瓦格纳与赛萨尔·弗兰克相近，除此之外，两位作曲家的风格都是大相径庭的。在瓦格纳的歌剧《女武神》中，奥丁让不顺从的女武神进入睡眠状态，用火墙保护她，以免她的尊严受到伤害。只有最勇敢的、在至高无上的神面前都毫不畏惧的勇者才能突破这道阻碍，靠近女武神。

1　安东尼奥·卡诺瓦（Antonio Canova，1757—1822）：意大利雕塑家。

"奥丁的告别"与"火的魔力"都是身不由己的神的悲剧性独白，神好似不仅在忧伤地说："再见了，勇敢威武的孩子。"在此我们听到一个声音魔法般的暗示，神要将这个女武神置于永久的睡眠之中。

有一些非常动听的，但篇幅不长的乐曲适合于我们这一章的内容，它们能帮助我们进入睡眠。莫里斯·拉威尔的钢琴作品《悼念公主的帕凡舞曲》；穆捷斯特·穆索尔斯基的《图画展览会》组曲中的《古堡》（请参看"回忆与怀旧"一章）。还有乔治·格什温的歌剧《波吉与贝斯》中的歌曲《夏日时光》也是非常值得推荐的。该作曲家的作品展现了坚不可摧的"水准"。对于每一个爵士乐音乐人来说他是一个典范。最好的办法是，您去听一个扩展的、均匀流畅的即兴的乐器演奏。

自然在这里路德维希·凡·贝多芬的《月光奏鸣曲》Op.27 No.2应该是适合我们主题的。听着这支乐曲，我们就进入了月光普照下令人心醉神迷的夜晚。

德彪西和拉威尔在一定程度上可以被称作是法国的荣誉公民了，他们是展现细微差别的魔术师。拉威尔的《西班牙狂想曲》中的第一部《夜的前奏曲》创造出一幅音乐的油画。芬芳、寂静、星光、微风徐徐、音响的色彩，渴望以及感性，这所有的一切都相互地交融在一起。

同样，克劳德·德彪西纯粹利用钢琴创作出印象主义的作品，他的来自《贝加马斯克组曲》的《月光》就是这样的作品：

带着音响芳香，一切都在飘浮中滑行，空间、时间和地心引力在这里都失去了它们的效应。夏加尔的《丁香花束中的恋人》这幅油画浮现在我们眼前……人类是多么迫切需要这样的音乐。事实说明了这一点，这部原始的钢琴作品被无数次地加工和改编（在无损的情况下，幸存下来）。有关德彪西的作品，还有两部我们不能错过，这两部作品引导我们进入静态，令我们回味无穷。这两部都是钢琴前奏曲，一部是《暮色中的声音与芳香》（前奏曲第一册的第四部分）。这部曲子的灵感（如作曲家一贯的做法，在副标题中就注明了）来自波德莱尔[1]的诗歌《恶之花》。

> 钟点出现在花儿秸秆弯曲的地方，
> 碗，里面缭绕的熏香烟消云散。
> 傍晚的晚风中，声音和气味在旋转，
> 忧郁的华尔兹，痛苦的衡量。

在最后想起了"圆号声"——圆号是对远方的向往和渴望的象征——自艾兴多夫起，这种手法变得熟悉，马勒也曾使用过它。

在第一册中，德彪西写下这首曲子后，又增加了第二册中的《月色满庭台》，在该曲中德彪西又添加了对光与香气的研究，此灵感来自一个印度驾驶员的旅行报告，在旅行报告中，这位驾

1　夏尔·皮埃尔·波德莱尔（Clarles Pirre Baudelaire，1821—1867）：法国19世纪最著名的现代派诗人，象征派诗歌先驱。

驶员详细地描绘了夜晚月光倾泻而下的美景。借此机会，我还要在以下提及德彪西动人的《前奏曲No.8》中的《水仙女》，在这里就是字面上的意思。与拉威尔的同名曲目相比，拉威尔的作品几乎可以说是活泼好动的（作于1908年，时间早不了多少），而德彪西表现他的美人鱼却是以艾兴多夫的手法，将她们表现为夜晚魔力——神奇般的黑色，充满了变幻莫测的诱惑力。

提到美人鱼，再加上魔幻的天体，我们不得不提到波西米亚浪漫的作曲家安东尼·德沃夏克所作的深情无比的《月亮之歌》：歌曲拥有全新的和谐感，令人感触至深，因为这首歌曲诞生于纯自然的感官。在这里，清冷的星光透过树叶渗入地上，一阵轻微的夜风使树叶战栗，月亮的倒影波动在池塘里轻轻荡漾的涟漪上。美人鱼们在以她们的理由抱怨着她们姐妹的命运，她把自己带入了最危险的境地，爱上了一个人的世界中的人。没有人怀疑最后悲剧性的结局，就是一开始就怀疑王子忠诚的水精灵也没能逃脱这一悲剧的打击，更不用说美丽无比的美人鱼……

如果您喜爱音乐中的童话，那么您还可以去听一首感觉上细腻入微的钢琴四手联弹曲，尽可能地去听作曲家为自己的管弦乐队写的原作，这部作品便是：莫里斯·拉威尔所作的《鹅妈妈组曲》，这首曲子是拉威尔写给波兰一对友好夫妇喜爱弹钢琴的孩子们的。"在这些曲子里去唤醒童年时期的诗意计划，使我想到了尽力去简化我的风格，让自己写的方式变得简单化。"从字面上的翻译意思是"我的妈妈，鹅"，或者可以把它翻译得更动听一些——"我的鹅妈妈在讲故事"。想想您自己的童年，每当您听话乖巧时，睡前肯定会有一个童话故事讲给您听。在《鹅妈妈》里，您能听到睡美人的呼噜声——它让人想起拉威尔著名的《帕凡舞曲》——还能听到小矮人们快跑的脚步声和小鸟嗫食面包屑的壳壳声。侧耳倾听，您会听到"美人与动物"的聊天，最后您将体验到它的转变，终于能同乖孩子和好人们一起享受在魔幻花园中的漫游了。

您已经感到困倦了吗？这就好，现在您可以继续遨游在您的奇思异想中，您可以把您经历的一些事重新经历一遍，或者为自己杜撰一些经历，您可以去惋惜您在以往错过的东西、去追恨自己没有办成的、或是做错了的事儿，您还可以去想象未来有什么美好的东西在等待着您……梦想是无边无际的。我们就把梦想称作是通往他人和永恒世界的桥梁。走出时间和空间，进入自己的下意识中去。许多梦都是不自觉地在音乐的陪伴下做的。有许多相关的、直接为梦而写的美好音乐。

在此，要提到的舒曼著名的、简短的大师作品《梦幻曲》，还有出自于波兰作曲家卡罗尔·希曼诺夫斯基的味道十足的管弦乐插曲，这首插曲是他的歌剧《罗杰王》中的《国王的梦》，该曲目拥有异国色彩，它产生于作曲家对印象主义陶醉的时期。我在此还想推荐同一个作曲家的令人心醉神迷《第三交响曲》，在该交响曲中，作曲家加入了混声合唱《夜之歌》，歌词取自中世纪神秘诗人鲁米的诗歌。

但是，即使是在非程序化的、无歌词的音乐中也包含了合适于我们主题的音乐，其中大多数都是小夜曲、交响乐、协奏曲或奏鸣曲的中间部分，这些中间部分的旋律都是缓慢的节奏。如果您有时间，可以自己将这些中间部分节选下来（也许您有懂得这类技术的孩子、侄子或是孙子可以对此给您提供帮助，自然只是为了您个人的需求，因为这涉及原始版权问题！）。节选下来录在一起的乐曲就可以作为您的"摇篮曲"了。

为了推荐几个突出的乐曲，在此，我特别推荐拉赫玛尼诺夫《第二钢琴协奏曲》中的慢乐章以及莫里斯·拉威尔的《G大调钢琴协奏曲》。

一个在上床睡觉时没有摇篮曲可听的童年可以说是匮乏的。而作为成年人，您在睡前依然该有享受摇篮曲舒缓和安静的旋律的要求，它能为您带来心平气和的思维、万般抚慰的感觉，使您在这样的状态下慢慢地进入梦乡，只有这样的睡眠才能使您充分地恢复体力！

作为一个"音乐药剂师"，我更多地想成为一个药剂师，而不是巫师，因此我当把一些您早年曾听过的摇篮曲和其他一些适合于睡眠的曲子放在了一起。在此会将古典摇篮曲一个一个地列举出来，让大家能认识它们，吸收它们，这样一来，它们随时都可以从你的脑子里冒出来。这样的效果可以说比随时用耳朵去听要好得多。

《月亮升起来了》这首摇篮曲已成为了家喻户晓的传统曲

目，它是由马蒂亚斯·克劳狄乌斯[1]作词，约翰·亚伯拉罕·彼得·舒尔茨[2]作曲。在这首歌中，作曲家将对自然的惊叹与谦卑和感激造物主赐予的一天的生活与迎接清晨到来的喜悦紧紧地联系在一起。歌词中甚至提到了"患病的邻居"。

在弗朗茨·舒伯特的声乐套曲《美丽的磨坊女》中，作曲家采用了和解的、温柔的曲调，它就是一首《小溪的摇篮曲》：

安歇吧，安歇下来，闭上眼睛，

流浪者，已疲惫的你，你已在家中，

忠诚就在这里，你该在我身旁躺下，

直到大海将小溪吞尽……

晚安，晚安！直到一切苏醒，

在欢乐中入睡，在痛苦中入睡，

圆圆的月亮高高升起，雾色渐渐褪去，

头顶上的天空，它是如此宽阔。

小溪，它在那里忠诚地守护着不幸的恋人，使他们不受噩梦的侵袭。当它能在靠不住的人那里找到了它想要的，它还在寻找什么！

---

1 马蒂亚斯·克劳狄乌斯（Matthias Claudius, 1740—1815）：德国诗人、记者。

2 约翰·亚伯拉罕·彼得·舒尔茨（Johann Abraham Peter Schulz, 1747—1800）：德国作曲家。

歌德有关夜的诗歌给不少作曲家带来了灵感；其中有两首标题相同的曲子最有名：《流浪者的夜歌》，这第一首歌的一开头是"在所有的山峰上充满了寂静……"这是舒伯特作的曲，卡尔·弗里德里希·蔡尔特、罗伯特·舒曼、弗朗茨·李斯特，还有这个世纪的恩斯特·佩平[1]等作曲家都为此作了曲。

另外一首《流浪者的夜歌》除了舒伯特以外，两位的侯爵音乐顾问理查德和蔡尔特也为此作了曲，为该词作曲的还有细腻的李斯特、雨果·沃尔夫、约塞夫·马克思[2]、佩平、汉斯·菲茨纳[3]、温弗里德·齐利格[4]。

来自天堂的你

平息所有的悲哀与痛楚，

那个承受着双重不幸的人

用振奋填满他的心，

啊，我已厌倦了喧嚣！

何来这所有的欲望和痛苦？

甜蜜的和平，

来吧，啊，来到我的怀中。

---

1 恩斯特·佩平（Ernst Pepping, 1901—1981）：德国作曲家。

2 约塞夫·马克思（Joseph Marx, 1882—1964）：奥地利作曲家、钢琴演奏家、音乐教育家、批评家。

3 汉斯·菲茨纳（Hans Pfitzner, 1869—1949）：德国作曲家、指挥家。

4 温弗里德·齐利格（Winfried Zillig, 1905—1963）：德国作曲家、音乐理论家、指挥家。

德国浪漫主义诗人艾兴多夫是那个无可争议的将夜的魅力推到"难以置信的美"的大师。雨果·沃尔夫采用丰富多彩的音色将他的诗歌《夜的魅力》谱成了曲：

> 沿山轻缓而下
> 远古的歌儿被唤醒，
> 美妙的夜色冉冉升起，
> 大地重新闪耀着光明
> 就像你在梦中常想起……

此处是心醉神迷的、充满了渴望的，自由的和谐渐渐升起。连续的十六音符的采用暗示着喷泉的飞溅声。

艾兴多夫的诗歌把罗伯特·舒曼的作曲灵感推向了一个浪漫的高潮。舒曼的声乐套曲Op.39名叫《夜月》，它标志着舒曼浪漫主义的顶峰：

> 仿佛天空在亲吻着大地……
> 空气穿过田野，麦穗摇晃低垂，
> 树木沙沙作响，夜晚如星空般明朗深邃，
> 我的灵魂张开翅膀，
> 越过寂静的大地，好似朝着家飞去。

灵魂在这里张开了翅羽，胸腔变得宽阔，心在深深地"呼吸"。在听这首曲子时也许您会发出叹息，这叹息不是来自压

抑，而是来自感觉的释放。

在海因里希·海涅那里，我们很少能找到一首不是他最终用讥讽的语气打破了自己精心营造的充满艺术气息的亲密气氛的诗。舒曼在他的歌曲集《桃金娘》中的一首名为《莲花》的歌就是取自海涅的诗歌，这一诗歌是诗人的作品中的例外：

> 莲花畏惧日光的灿烂……
> 它绽放、发光、变亮，
> 默默地凝视上方，
> 它散发出芬芳，哭啼和战栗
> 为了爱与爱的伤痛。

弗朗茨·舒伯特将威廉海姆·米勒的诗歌谱成了曲，舒曼将海涅的诗歌写成了歌曲，而雨果·沃尔夫却将莫里克的诗歌谱成了曲。1888年，艾兴多夫的名为《在午夜》的诗歌给他带来灵感，由此他将这首诗歌也谱成了歌曲：

> 夜从容地在大地上降临，
> 在梦中斜靠在山壁，
> 此时它的眼睛凝视着金色的天平，
> 在同一个杯中时间静谧地安息……
> 泉水俏皮地哗哗作响，
> 它们歌唱着母亲、夜晚，

唱至白日的耳朵里，

从今日流逝的时光里。

　　白日里美好、和平的对应气氛体现在诗歌里——我们可以让
这发生的一切从眼前掠过，让水的哗哗作响声作为和悦的支撑，
放下一切包袱、重负，任自己的心灵四处漫游——然后进入梦的
国度。

渴望与乡愁

谁了解思念为何物，就知道我为何而痛楚！

——约翰·沃尔夫冈·歌德词《迷娘曲》

（众多的作曲家将这首诗谱成了曲）

思念是对所爱之人的思念，如果他的爱人身处故乡，他的心灵就会对家有所向往，由此产生了乡愁。多愁善感的对逝去的以往的思念，我们将之称为怀旧（古代希腊人采用形容乡愁的词汇，请看"回忆与怀旧"一章）。对远方模糊的向往，向往别的大陆和国度，部分跟舒伯特的《流浪者之歌》中的意义相同——"你身不在之处，那儿便是你的幸福"——这样的心境常常与想要挣脱、脱离文明社会的趋势紧密相连，我们将之称为对未知远方的渴望（有关此内容，请看"向往自由、对未知远方的渴望"一章），这些形式的思念、渴望，如果我们处理得好，它们就可以给我们带来成果般的结果，如果处理得不好，那么它们就只能是痛苦与折磨。

　　内心安定的作曲家可谓罕见，音乐历史越是接近现代，内心安定的作曲家越是少见。巴赫是一个整整一生都在德语国家度过的音乐家，巴赫的第三个儿子也是一个著名的作曲家，他在德国一个叫比克堡的小城镇度过了五十年的时光，而巴赫的最小的儿子却在意大利、法国和英国不同的国家度过了他的一生。莫扎特、李斯特或是柴科夫斯基，他们一生中不停地更换着逗留之地，这表明了音乐家们对流动性的极端需求，而流动范围还仅限于欧洲。通常作曲家们是因为职业或政治关系到他国去的。即使他们掌握了音乐这一国际性的语言，但他国的陌生人让他们感到冷漠无情，傲慢无礼。对待那些强壮的世界周游者，他国的人采取的更是不友好的态度。而另一方面，对于许多作曲家来说，乡愁是他们不可低估的灵感的源泉。他们努力用音乐将故乡表现出来，因而产生了许多极为有趣的音乐作品。

许多俄国作曲家的作品都源于他们的乡愁。伊戈尔·斯特拉文斯基在新世界中生存下来，拉赫玛尼诺夫在流亡中为自己争得了一席之地，成为了他那个时代的一颗钢琴之星，他每年都奔波于新旧大陆之间。

保罗·维特曼曾激励格什温创作出划时代的《蓝色狂想曲》，该曲综合了古典乐和爵士乐的特点。1944年，维特曼约请伊戈尔·斯特拉文斯基写一曲《俄罗斯谐谑曲》，令人感到奇特的是，这个外表已几乎快美国化的、但内心深处依旧是俄国人的斯特拉文斯基却写出了一曲故乡的曲子。

对故乡的思念表现得尤为强烈的是谢尔盖·拉赫玛尼诺夫，在他在美国创作的《第三交响曲》的慢乐章中，在他的《三组俄罗斯民歌》和他为钢琴和管弦乐所写的《帕格尼尼主题狂想曲》中，我们都能听到他对故乡的思念。

有众多的来自欧洲各国的艺术家，在1935至1945年间，受到法西斯的胁迫，不得不流亡他乡。有两个作曲家流亡到美国，不能融入美国的现实生活，没能将自己的作品推向市场，其中一人就是阿诺尔德·勋伯格[1]，此人在美国的生活一直是一种与世隔绝的状态，他最终对美国非常失望。而比他要成功得多的斯特拉文斯基就足够聪明，比如，他将自己的全部的伟大作品制作成了美国版，按照当地法律——因为这些作品是作于美国——这些作品可以受到美国的法律保护并获得相应的版税。

另外一个是一位匈牙利作曲家，此人到了美国以后，无法适应社会和精神的环境变化，穷困潦倒，最后死在美国。这个作曲家便是贝拉·巴托克，抱着万分沉重的心情，身处陌生的环境，他大概也意识到了自己的生命就快结束了。在这样的处境下，作曲家写下了他的《第三钢琴协奏曲》（最后乐章的17个小节是另外的人为他补充上的）。在他的合唱中，我们能体会到，作曲家在深植于内心的虔诚中找到了存在的支撑和安慰，尽管这更多的是在情感上而非在宗教意义上。特别是在以《宗教的行板》为标题的第二乐章中体现得尤为突出。

在最后的乐章中，作曲家引用了故乡的乐曲，回顾了以往充满生机的岁月：乐曲在此听上去绝对没有半点苦涩的味道，相反是对过去的时光和故乡的发自内心的、宁静的思念。故乡匈牙利的草原和它那些带着吊桶的井以及那旷阔的地平线对巴托克应该意味着什么，当他坐在水泥四壁的纽约，尽管受到一定的尊重，但却深深地感到孤寂……此时，他的内心中的乐曲流淌出来，回

1　阿诺尔德·勋伯格（Arnold Schönberg, 1874—1951）：美籍奥地利作曲家、音乐教育家和音乐理论家。

忆淹没了他，成为了他置身其中的另外一个世界，一个他自己创造出来的现实。

六十年前，波西米亚的大师安东尼·德沃夏克写下了十首名为《传说》的钢琴四手联弹曲。德沃夏克想将这些曲子献给他的赞助人、尖锐的"绝对"音乐的批评家爱德华·汉斯利克，故他不给这些曲子一个程序化的标题。尽管如此，这些曲子听上去更多的是跟风景、民俗有关系：曲子充满了作曲家对心爱的故乡深切思念的画面……

以下是歌德的最常被谱成曲的文本《迷娘曲》：

谁了解思念为何物，
才知道我为何而痛楚……
啊！那个爱我的、了解我的人
在遥远的远方……

所有人都没能抵挡这几句诗的魔力：贝多芬、舒伯特、舒曼、蔡尔特、沃尔夫，甚至彼得·伊里奇·柴科夫斯基等这样一些作曲家。不了解的人，会对柴科夫斯基的《迷娘曲》感到惊异。因为我们在此可以听到来自他的抒情歌剧《尤金·奥涅金》的渴望的转变。令人惊讶的是，德语原文的音阶可以跟俄语的完全对等，这要感谢翻译者费奥多尔·楚切夫的敏感的处理。

浪漫的诗人海因里希·海涅和浪漫作曲家罗伯特·舒曼在《诗人之恋》中，将对浪漫的回顾和对身心健康的世界的向往融为一体（李斯特在舒曼死在精神病院后说："他和鬼魂打了很长时间的交道"）。以下的歌词以它奇妙的轻微的节奏诱导我们进入到一个奇特的风景：

从古老的童话中

挥出白色的手，

在那儿歌声发出清脆的声音

从那魔幻的世界里……

那个欢快的世界，

我时常在梦里看见，

清晨的太阳升起，

像虚荣的泡沫消解。

　　舒曼将朱利叶斯·莫森[1]的诗歌谱成了歌曲，名为《核桃树》（No.3）——歌曲表达一个女孩纯洁的、不明确的思念，将它以优雅的方式跟自然的景观联系在一起。诗歌中的桃金娘，作曲家采用树叶的沙沙作响的景象营造出精巧分散在两只手上的十六音阶的花环，微妙地暗示着和谐。

女孩侧耳倾听，树上沙沙作响，

她在渴望中，猜测中下沉，

1　朱利叶斯·莫森（Julius Mosen，1803—1867）：德国诗人、作家。

在睡眠和美梦中微笑。

　　舒伯特的声乐组曲《天鹅之歌》，在最后一首歌《信鸽》中（约翰·加布里特·赛德作词）表现了思念。那个从不知疲倦的邮差是通过连续不断的节奏来象征性地表现的：

我有一只信鸽，无需薪酬，
它非常听话和忠诚
它从不忽略我的目的地
也从不会从旁边飞过去。

我放飞它上千次，
希望它为我送信，
它还去过一些可爱的地方，
到过最亲爱的人的住房……

由此我忠坚地将它搂在怀里，
这肯定是最好的鼓励，
它就叫作——渴望！
你认识它吗？这个真正意义上的信使。

争 吵

哪儿有歌声，哪儿就会让你归于平静，

在恶人那里是不会有歌声的。

——德国谚语

争吵，是一种令人厌恶的必要，它在人类生活中是无法避免的，但是是应该控制的。我想以最常见的冲突为例进行说明：比如，生活伴侣之间的争吵。其他形式的冲突情况我们在"攻击性"一章中曾谈到过。总的来说，并不是没有争吵、冲突的生活伴侣就是好的生活伴侣。而是双方在冲突的过程中学习到什么，并做出准备去学习。简言之，得将争吵发展成一种辩论文化。

　　为此，有一种有能力面对冲突的人，同时也有一种畏惧冲突的人。后者也就是我们常说的，爱回避冲突的人，他们采取的办法是让自己显得不爱去干涉别人，而这样的人实际上在生活中压根就学不到任何东西——学不到处理问题的方法。

　　谁要是怯于口头的争吵，可以将他的想法、意见、愿望和请求用笔写下来。这种方式的长处在于，能够有充分的时间去考虑自己的用词。无论怎样，不管你是直接的还是间接的，都应是：先通过争论，通过不去伤害对方的、公平的、文明的激烈讨论的方式，因为这可以让你学习和探测到自己的妥协能力。

　　音乐可以在紧急情况下避免糟糕的事情发生，至少可以在一定的原则上帮助达成意见的一致。无论如何，音乐可帮助双方去拓展自己体谅和包容对方的能力。这对于生活伴侣是有用的：提前预防总是比事后修复要好得多。这并不意味着，双方要一味去回避争吵，而是双方去建造一个共同的关系基础；去不断巩固这个基础，这样，发生在双方之间的争吵就不会动摇关系的基础，就不会步步升级。没有什么途径比两人在一起欣赏音乐更能发展和维护双方的情感和心灵的沟通。晚上，当孩子们入睡后，两人可舒适地在地毯上躺下，听你们共同喜爱的音乐，与此同时还可以喝一杯葡萄酒来助兴。看电视是很无趣的事儿，除非去看一个特定的节目，而这样的节目对双方关系的发展是有益的。在这样的时间里，你们可以去选一些从未听过的乐曲或是不久前，或是在你们相识初期一同听过的乐曲，一些能够给你们带来联想的乐曲。这样度过的时光能够为你们的关系在接下来的争吵拌嘴中提供一个坚实的、不可动摇的基础，或是在争吵过后，这样的时光能为你们提供一个有良好共同关系的证明。

这样的在一起共同听音乐的经历，对于生活伴侣间的和谐相处具有有效的调解关系的作用。我们能够做的就是，让两人共同沐浴在音乐有秩序的、相对化的、充满力量的泉水中。但是，那些以作为运动的背景音效和娱乐为主要目的的音乐是无法提供此类的心理治疗服务的。由此，我们就需要以内部冲突为标志并具有明确戏剧性的音乐艺术作品。我们在此并不是要马上去听贝多芬泰坦尼号式的"穿过黑夜走向光明"的音乐，但是，我们依然需要可听见的、可理解的辩论。

音乐的历史为我们提供了丰富的，即使并非是许多作曲家在冲突关系中具有说明性的正面材料。他们中的一些人压根不能忍受对他们工作和生活上的丝毫损害。在贝多芬那里，并非是因为他的耳聋，使得他逃避与他人的联系，不断地中断与他人的关系。对于大多数的作曲家，如果从今天的意义上来说，要去建立一种关系平等的关系，并要维护这一关系，那他们所表现出来的个性都是绝对以自我为中心的。马勒曾控制、限制自己的妻子，尽管在他死后，他的妻子感到自己并未遭到什么伤害。舒曼对他的妻子克拉拉非常崇拜，并鼓励她作曲，但他却一直尝试不去参加任何克拉拉的演奏会。没错，作曲家几乎不可能是生活伴侣的典范。冲突在于伴侣有时就直接成了点燃他们创作灵感的火柴。自然，女人们不会苟同，而她们中的一些人却为她们作为作曲家的丈夫顺从地奉献了自己的一生，这种顺从的奉献对于作曲家们来说又是那么的无趣，因为在这样的关系中缺少了冲突的摩擦。米娜·普拉讷大概就在与瓦格纳的夫妻关系中就经历了这样反应。愤怒或恼怒作为创作的推动力——从这个角度，您可以去观察那些伟大的交响乐拥有巨大篇幅的第一乐章（对此我建议参看"健忘、注意力无法集中"一章）。在大部分展示的主题中，您很容易地就会注意到两个有意识相互排斥的主题——用于实施的冲突材料。在讨论中不会涉及服从，而是双方仅是为了共同寻找一个解决方案。大多数情况下，讨论的最后结果会是一方妥协让步。音乐上的父权制所产生的局面就是，几乎总是采取把胜利的第一主题分配给男性，而隶属的第二主题分配给女性的原则。在乐曲的重复中，听上去它仿佛被兼并，在第一主题的音调中被兼并。弗朗茨·李斯特的《A大调钢琴协奏曲》却是一个非常具有说明性的例外，它完全没有遵从于这种音乐中戏剧性的等级制度，该曲目采用的只有唯一一个核心主题。从本质上来看是女性的，但最终表现出来的还是彻头彻尾的男性特征，这一特征来自于对行军的表现，听上去好似雌雄同体……李斯特没有白白地被众人推崇，他是第一位在他的具有伟大风格的《浮士德交响曲》中将最终的场景取自于《浮士德》（第二部）的作曲家。他可以全心全意地让男高音在大合唱的重复下高唱："永恒的女性／在吸引着我们。"

我们回到两个相对的主题上，在下面我想用讥讽的形式来表现它们的关系。在奏鸣曲的形式中，通常只有第二主题，即女性，这一主题需要去改变和去适应，这值得我们去思考。整个二十世纪文明的病态就体现于此。但是女性可以作为主题出现，出现在比男性高出的五级的音度上，基本上就是男性的主宰，也会出现在平行小调上，然后平行小调的出现是在主调（主和弦）下方的小三度中，它也可以在主题的展开部出现，在她"主人"的音调中，她的光彩并非弱于表现男性的音调：是用大调来表现的！也许这会是一个精明的办法：先做出一副被感动的样子，然后进入同他一起争吵不休的状态，最后站在他的高度上，摆出一副明显的胜利姿态……

有一种特殊的争吵，在当今是特别常见的，这就是两代人的争吵，因为旧时代的等级结构在逐渐消失。跟我们主题相关的应是不同辈分的人在音乐上的冲突。日常生活中所出现的拌嘴和争吵的场面大多都是老一代和年轻一代在听音乐的趣味和习惯上的不同所引起。我在这里有意识地用"老一代"这个词，因为在未成年人的眼中，一个正当美好年华的三十中旬的男人就是一个"老翁"或"老男人"了。

如果您仔细观察，那是潘与阿波罗之间古老的对抗，这样的对抗几乎在每一个家庭中都在进行着。做父母的听的都是古典音乐，而孩子们却是摇滚或各式各样的流行音乐，范围从原始动物的尖叫声到超凡脱俗的印度冥想音乐。在这样的状况下，家中的和平气氛就成了问题。也许最初谁也不会说什么，但在各自的内心中都在慢慢积怨，等时机成熟，攻击性就会爆发出来，囤积下来的不满就会发泄出来。但是非如此不可吗？只有不多的家庭能够摆脱这样的处境。通常，孩子们会经历他们那一代人听音乐的第二个阶段，在此阶段中，他们不会遵从以往家庭的仪式，而是有意识地一定要去摆脱和解放自我（从"老人"的指指点点中）。而成年人应该对此给予更多的理解和宽容，他们应该向他们的后代指出，应该怎样进行这种自我解放。并不是所有的古典音乐都无聊透顶，同样，并不是所有的摇滚、流行音乐和节奏强的爵士乐都粗制滥造。在此，我们或许有两个能达到相互理解的最容易的办法。这就是，放弃你们一贯偷听的习惯，双方坐下来为对方放出自己认为最有意思的音乐。为此，双方从对方处都可以学到东西。在边界区域的音乐总是有的。连接水火不容的（严肃音乐和娱乐性音乐）魔力桥梁叫作切分音，它是大调与小调的混合，就如教堂音乐。采用这种方式的是披头士的音乐，它们在大众中变得流行，人们都把它们当娱乐性音乐来听。

我郑重地在此向您推荐两个美国作曲家的音乐：一个是乔治·格什温，此人不仅写过《蓝色狂想曲》，还写过一首向旧大陆致敬的幽默曲子。在他的《一个美国人在巴黎》里，作曲家作为一个美国的北部人在香榭丽舍大道上游荡，蜿蜒地穿过汽车（那些喇叭声是写进谱子里的，他还专门为纽约的首演定制了四个音色不同的喇叭，让人运送到美国）。乐曲中，他引用查理斯顿作为自己的大都市，采用了布鲁士乐作为对故乡的追忆……您还可以听听乔治·格什温的欢快活泼的《F大调钢琴协奏曲》。正规的称呼是《F协奏曲》，协奏曲一开始是各种热情奔放的快板，中部乐章性感并带着大幅度的上升，而在最后的乐章中却采用了快速的打击乐。

另一个是作为现代的"古典音乐人"，他是百老汇和音乐厅之间的桥梁，他的乐曲在两方面都得到公认。他是一个天赋的挥挥者，似乎他的天赋只有通过献身于人类才能得到更多的证实，这个作曲家便是：伦纳德·伯恩斯坦[1]，他的音乐剧《西区故事》是格什温歌剧《波吉与贝斯》的合法承袭，其中包含了许多动人心魄、感人至深的歌曲（如《玛丽亚》）。除此之外，我还要提及伦纳德·伯恩斯坦的《弥撒曲》，这首弥撒曲是一首以爵士乐元素为支撑的曲子，它是20世纪致力于自由音调的作品。

1　伦纳德·伯恩斯坦（Leonard Bernstein，1918—1990）：美国作曲家、指挥家。

一个"家庭内有声的两代人的冲突"不是非得以"血腥"的方式，或是以一方胜利，另一方投降的结果而告终，而是应该把这一冲突转变成一个双方共有收获的、愉快共存的实验。父母可以抱着平和的心态跟孩子去听一场摇滚乐，这也是珍视孩子的态度，不让他们非得自己掏腰包去付那些昂贵的票。在家中，也应该准许孩子放自己买的唱片，听新乐队的演奏。谁什么时候用唱机都是可以商量的。据调查显示，年轻人越来越多地发现古典音乐本身胜于它们的声誉，而不仅仅像非传统电影《阿马多伊斯》所呈现的那样，他们会愿意跟父母一起去听一次古典音乐会的。

死 亡

保持足够勇气！我并非野蛮，
你应温柔地在我的拥抱中睡去！

——马蒂亚斯·克劳狄乌斯词/弗朗茨·舒伯特曲

《死亡和少女》

如下的两者都是相辅相成的：生与死、阴与阳、光与影子、白日与黑夜。音乐看似是两个相互排斥的世界之间的桥梁。音乐本身是自相矛盾的，它属于两者，并将它们联系在一起。

死亡有一种之前的形式，这一形式就是睡眠。谁要是相信人的灵魂是不死的，那么他可以将死亡想象成是一种漫长、和平睡眠的侵入，这一睡眠会带来一个全新的、永恒的生命，或是睡眠会带着我们重新来到尘世。西塞罗[1]说过："睡眠是死亡的图像。"丹麦的古典主义者托尔瓦德森曾创作过两枚令人印象深刻的纪念章——图画构造相同。在两枚纪念章上都是一个守护神怀里抱着一个男孩，在其中一枚上，男孩在打盹，在另一枚上，男孩永久地沉睡。在两枚纪念章上，男孩的身体完全放松，呈现出全然消解的状态。

无论你是相信永生的、灵魂重新的回归，还是相信死亡就是人最终消亡的形式，音乐都是人最后一程的陪伴者和安慰者，它对于死亡渐渐临近的人来说是这样，对于临终之人至亲至爱的人与自己的临终告别也同样如此。毕竟，音乐存在于张力和消解之中，存在于不和谐与和谐之中。对死亡的回避，在欧洲现代文明

1　西塞罗（Cicero，前106—前43）：古罗马政治家、作家、哲学家。

中被视作是荒唐的，这好似来自和声中的不协调之音，好似要将影子、寒冷和疼痛从我们的日常生活中排除一样。对于艺术，特别是音乐艺术，人类生命尘世的终结拥有它终极的意义，就如信仰一样（也许我们还可以做一个大胆的比喻：当谈到灵魂的永生时，人类精神上最卓越的成就就是赋予了艺术一定的永恒性）。

在巴黎享有很高名声的歌剧改革人克里斯朵夫·威利伯德·封·鲁克曾写过名为《奥菲斯与尤里迪斯》的歌剧，其中有一首曲子叫《祝福之魂的圆舞曲》，该作品的古典统一性无与伦比，就是不了解歌曲戏剧性的背景，对我们来说都是一个充满安慰的作品。这种天堂般极乐的音乐效果在法国一直影响到拉威尔，他的著名的《悼念公主的帕凡舞曲》得到世界各地的听众的敬仰和喜爱。

在弗朗茨·李斯特后期的内向生活和创作阶段，他时常步行于位于罗马特里奥利的别墅附近的高耸的柏树之间，它们给他的两首《挽歌》带来了灵感，卡尔·布莱肯[1]也曾用笔画下这些柏树，给人留下了深刻的印象。李斯特这两首印象派风格且带有灰色崇高色彩的曲子，我们可以在他的钢琴套曲《安妮·德·佩勒林格》中找到。在李斯特的钢琴创作中，还有不少抚慰人心的作品，大概有六首著名的短小精悍的钢琴曲，这些钢琴曲还是作曲家在魏玛时期，四分之一世纪之前的所写下的作品，这些作品统

1　卡尔·布莱肯（Carl Blechen，1798—1840）：德国风景画家，曾是柏林艺术学院的教授。

称《安慰曲》。

除此之外，还有以死亡为主题的其他的优美的音乐诗，它们是在世纪之交时所创作的，其中两首的创作源泉来自当时已非常有名的视觉艺术，即，阿多诺·伯克林的油画《死岛》。拉赫玛尼诺夫和雷格将这一视觉效果转换成了音乐（值得对比两个人的作品）。第三个要提到的音乐作品是芬兰作曲家让·西贝柳斯的作品《图内拉的天鹅》，这首曲子充满了对尘世生活的反思。图内拉在芬兰的神话中是死神之地，在那里有着一条宽阔的河流，波涛滚滚，一只天鹅高傲地仰着头游在河面上，唱着一曲曲告别的悲歌。乐曲中英国小号奏出的曲调令人难以忘怀。

在音乐中对死亡主题的处理大多都是采取和解和宽容。通常会采用塑造舞台英雄的手法来表现这种宽容与和解，对此莎士比亚可以被称作是教父了。死亡和悲剧让坚硬冷漠的心化解，使人性有所变化。许多一生中充满了敌意和被误解的艺术家们都很早就与死亡相识，并将之视作知己。

对死亡的预感贯穿着沃尔夫冈·阿玛多伊斯·莫扎特一生中的创作。他创作的《安魂曲》实际上是为自己的葬礼而写。他十多年前就预感到自己的早逝。

安东·布鲁克纳气势宏伟的《第九交响曲》是一部未完成的交响曲，大概作曲家没有什么再想补充的了。他的《第九交响曲》是一部献给上帝的作品，是一部告别尘世最安慰人心的作品。与此同时，它又充满了明确的、强烈的希望，是的，是对另一种永生的信念。用感恩赞来代替布鲁克纳在最后乐章中没有写完的部分，是一个很好的惯用方式（相似内容请参看"信仰"和"希望"章节）。

被神学家们称之为第五大福音的约翰·塞巴斯蒂安·巴赫，对待死亡从来都是保持一副坦然的态度：九岁的他就成了孤儿，在他的两次婚姻中一共有二十个孩子，而其中有十三个孩子都没能活到十岁……巴赫所谓的《葬礼康塔塔，BMV106》，另有一个标题为《悲剧行为》，这部大师作品写于魏玛时期。乐曲一开始用器乐奏出了挽歌的曲调，然后接下来是以圣经经文为基础的、扩展的大合唱："上帝的时间是最美好的时光"。在另一处，在即将面对死亡的那一刻合唱中甚至出现这样的文字："敲响吧！敲响那可爱的钟点！"

已退休的老年爱德华·莫里克采用了路德的思想："我们处在生命的中间，被死亡包围"，写下了《想想，哦，灵魂》一诗，雨果·沃尔夫为这首诗谱了曲，1888年这年，沃尔夫才28岁。这首歌曲要表现的并不是对自己生命终结的反抗，而是一种欢快的、平衡的反思，这一反思消除了对死亡的可怕的回味，并将其理解为是一种过渡，过渡到通往另一种生的大门。

> 小小的冷杉木在某处发出绿芽，
> 谁知道，在森林的何处，
> 一丛蔷薇灌木，谁说，
> 在哪个花园之中？

它们已经被挑选出来，

　　　想想，哦，灵魂！

　　　种植在你的坟墓上

　　　　生长，扎根。

　　这首歌写下十年之后，雨果染上的梅毒开始出现症状，以致他精神错乱，他的生命也就此过早地消隐了。

　　伟大作曲家们对文学的青睐又令我们感到无比困惑，这种困惑是众所周知的。要举的例子是勃拉姆斯，他在选材上的随意性让我们费解，他有时把一些音乐无法表达的东西谱成了曲。在理查德·施特劳斯那里也存在着同样的问题，他有时采用的一些很成问题的诗文，把它们谱写成歌曲。更不能理解的是，他很珍视他朋友亚历山大·冯·里特的诗歌《死与净化》中的押韵，尤其在将之谱成交响诗时十分重视。作曲家将整个诗歌放入总谱印出来，我猜想是因为这样一来作曲家就省去了总把诗歌带在身上的麻烦。庆幸的是，我们在这本《家庭音乐药房》中不需要它。音乐上，施特劳斯对死亡挣扎的表现给人带来的战栗完全不同于里特在诗歌中的表现。施特劳斯用音乐的手法表述了一个很不美好的"自然"死亡，带着对自己以往的作品的追忆，听上去有些像《唐·璜》。主体性的思想既没有包容进去，也没有得到适当的加工。让人感到着迷的是自然主义的具体表现方式：飞快的脉搏跳动、粗重的喘气声，与死亡的搏斗直到身体仅存最后的反应。在期间也生出了一缕安慰和一线希望：用一目了然的上升的和弦表达了灵魂飞出躯体的禁锢——和平的景象再现。最不简单的是，作曲家接着用音响的效果表现了闪耀的光芒，难以置信的光亮——这是繁星闪烁的天穹的象征，这一表现被看作是艺术家在音乐上最成功的表现。

但是人生的结局并不一定都是形而上或神圣的。曾过着极其富足、充实的生活的一个人——理查德·施特劳斯，在他的《最后四首歌》中同样也表现了感人的死亡告别。第三首歌的歌词如下：

> 白日令我疲乏
> 我思念的向往该怎样，
> 友善挂满繁星的夜，
> 像是在接纳一个筋疲力尽的孩子……

诗人和作曲家们都乐意将死亡放在一个温言和睦的关系中来表达。由此，在弗朗茨·舒伯特的歌曲《死神与少女》的对话中，舒伯特采用了同一主题和名称写下了动人心魄的、但不压抑的弦乐四重奏。乐曲中散发着耀人的光线，这光线自然不是来自太阳，而是来自月亮，永恒的夜晚：

> 保持足够勇气！我并非野蛮，
> 你应温柔地在我的拥抱中睡去！

在这里，被死亡召唤的少女依然在反抗：

我还年轻，离开我，亲爱的

不要触碰我。

在同一年舒伯特还写了一首相似的作品，《少年与死神》
（约塞夫·冯·斯鲍恩[1]词），歌曲中表现了对尘世生命终结的
渴望：

夕阳沉下，

啊，我会随它而去，

与它最后一缕光线一同消融，

从这些难言的痛苦隐去，

奔向远方极乐世界呼唤！

啊，来吧，死神，

放下这些契约，

我微笑地面对你，骷髅，

轻轻地带我进入梦境之地！

啊，来吧，触摸我吧……

人只有在面对巨大的损失或是面对自己即将来临的末日时，
他才能感受和接受无可逃避的、用空洞的双眼凝视过往的安慰。

1　约塞夫·冯·斯鲍恩（Joseph von Spaun，1788—1865）：奥地利维也纳议
员，荣誉公民。

约翰内斯·勃拉姆斯诚然不是一个每"周日穿衬衫"去做礼拜的人——不像巴赫和路德一样——但他是一个感情不外向的虔诚的人。他从他的信仰中获得安身立命的根基和力量。勃拉姆斯随时随地都不回避死亡，他与死亡这一无可回避的事实一直在进行着对话，将死亡理解成通往另一个世界的大门，在这个世界中存在着慰藉。谁要是想要在艰难处境中获得心灵的慰藉，就应该去听听勃拉姆斯的《德意志安魂曲》（请参看"信仰"一章）。在这里自然没有被美化的东西，也没有任何东西被轻视，只有占主导地位的幽暗的色彩，因为死亡是个最严肃的主题。如果说"人就像牲畜一样"，那么在勃拉姆斯的安魂曲里，女高音的独唱听起来就更加如天使般的纯洁，更加生动地展现了极乐世界。"你们此时带着哀伤，但我想再次见到你们，你们的心应该欢愉雀跃。"在独唱的背后，合唱轻轻地重复着这些唱句，这一融合的合唱衬托出所要表达的确定性和信心："我要安慰你们，就像母亲安慰自己的孩子。"

1881年，勃拉姆斯采用席勒的《悼词》对死亡做了一个轻描淡写的致敬。"就是美丽的也得死去。"大合唱用适当的，但并不黑暗的，而是逐渐充满了光明的唱声宣布了这个事实。甚至在死亡之上，温暖无比的爱神也闪耀着他的光芒："在心爱人口中的哀叹也是美好的。"这是一部出色的乐章，完全适合于对死亡产生一个"友好的"、毫无畏惧和苦涩的看法。

有许多音乐作品可以消解对死亡的畏惧，面对死亡保持一种毫无抵抗的、散发出光辉的宁静，它们能使人们对死亡的理解变得自然，就如对光与影子，产生与消失的理解一样。雨果·沃尔夫将歌德的诗作《阿纳克里翁之墓》以较为敏感的手法谱成了歌曲，该曲展现了面对死亡的宁静——充满了情感和对古希腊的怀旧的回顾。最后的歌词如下：

> 春天、夏天、秋天
> 快乐的诗人享受着它们，
> 而山峦最终为他
> 挡住了寒冬的侵袭。

内心平衡的丧失

清晨我满怀兴致放声大笑，

为什么我会哭泣，

在夜晚即将来临，

我自己也毫不知情。

——弗里德里希·吕克特词/弗朗茨·舒伯特曲

《欢笑与哭啼》

"欣喜若狂、伤心至死"，人们有时会处在这样内心起伏变化极大的状态中，但无论如何应该在这样两种前提下：要么是一个人恋爱了，这里不分年龄，也不分地位。要么是这个人还是个非常年轻的人，他还处在测量自己情感半径的年龄。如果一个成年人，在没有爱上别人的情况下，产生了这样起伏极大的感情波动，那么这种状况对于他周围的环境来说就变得复杂了，对他人也是一个负担，而最终他自己也无法承受，因为无法控制的感情波动是很劳费心神的事儿，得尝试着将之稳定下来。针对各种心境都有相应的音乐，听了它们，我们就能对自己的情绪波动做一个凝结体验，以此固定下这一情绪。当情绪有了一定清晰的轮廓，我们才能去处理它。您应该将那些压倒您的铺天盖地的情感和情绪隔离开来，然后进行过滤，您可以去享受过滤出来的东西。用古罗马人的座右铭就是"分而治之"。用我们的话来讲就是"区分对待和处理"。您可以采用一些辩证的概念来进行区分，比如：绝望——欢欣鼓舞，或是攻击性——心平气和。

　　就像内心的平衡是我们灵魂的润滑剂一样——自我内在的和解与平静接受事物的方式同样如此，是的，以一种享受的方式跟自我内心中的矛盾打交道。这样，内心的平衡就会成为我们去理解性别、人性与民族关系的重要的先决条件。

路德维希·凡·贝多芬《第五交响曲》中的"带有活力的行板"传递了一种令人惊讶的宁静与和谐，特别是在命运交响曲的背景下。音乐人都爱把降A大调的乐声看成是温暖的、平衡的：瓦格纳在他的《特里斯坦》中表现爱之夜就是在这个大调的框型中。贝多芬在他气势磅礴的钢琴奏鸣曲《悲怆》中，在慢乐章的部分采用了C小调，在《第五交响曲》中一开始采用的也是C小调，之后采用了降A大调，这里关系到的不是彻头彻尾的带给人平静的音乐，而是带给人内心平衡的音乐。强大而充满活力的对应物会以夸张的方式传达第二个主题。平静与充满活力，这两者构成一个平衡的天平，很有意思的是两个主题内在的相连关系。你可以去听带三和弦琶音的弱体的一组音——这也是平衡的另一种标志。

　　接下来，贝多芬的第六交响曲《田园交响曲》的第二乐章中的《在溪边》的结构就要简单多了。小溪哗哗的流淌声，忠实复制出来的鹌鹑、夜鹰和杜鹃的歌唱声（用三个独奏的木管乐器）描画出一幅完整的田园风光。在这里，大自然帮助我们进入内在的宁静。

　　平衡意味着轻声和柔和。内在的宁静同时也可以是充满力量的。在约翰内斯·勃拉姆斯的《第二钢琴协奏曲》的开头部分就体现了这种内在宁静的力量。两个主题展现的是柔和和力量——第一主题是通过圆号和钢琴回音应答的辅音来体现的，第二主题是通过引进优美起伏的旋律来展现。旋律的引进没有带来半点生硬，整个曲子就是一个美妙圆形体。

在同一个作曲家的《第一交响曲》的第二乐章里也充满了平和的气息——一曲歌曲般的旋律在慢三拍的节拍中舒展开来，这一旋律在整个乐章中战胜了不断升起的忧郁曲调。再次展现出的宁静大于田园风光，因为它表现的是内心的和平，这一内心的和平是建立在个体自我和谐的基础上的。

弗里德里克·肖邦比勃拉姆斯早一代出生。就像所有高度敏感的人经常会遇到的状况一样，肖邦从外在的身体条件到内在的精神状态都非常虚弱。由此他特别渴望去表现内在的和谐与平衡。在他的《E小调第一钢琴协奏曲》里，肖邦就提供了两个版本的平衡——一是在梦境般的广板里，其次是在优雅俏皮的最后章节里。

在乔治·弗里德里希·亨德尔那里，对大自然田园风光的表现就意味着是对内心平衡的表现。他的《大协奏曲第二号》（来自1—6部的大协奏曲），采用了F大调，后来贝多芬也采用了这一大调。罗曼·罗兰[1]将亨德尔看作是用音乐表现田园风光的创始人。

在古斯塔夫·马勒的《第四交响曲》的第一乐章中，田园诗般的气息和"悠闲自在"的状态在慢慢地延伸开来：这一内在的明朗让人不免想起了海顿。尽管乐曲中的速度在多次转换，但

1　罗曼·罗兰（Romain Rolland, 1866—1944）：法国作家、音乐评论家、和平主义者，1915年获得诺贝尔文学奖。

丝毫不影响平衡的基调。在这里"平衡"这个概念得到了充分的阐释，因为在该曲调中，各种音乐的元素和气氛得到了充分的权衡。

一个十九世纪德国古典音乐家对于我们本章节的提纲意义重大。这个人便是：费利克斯·门德尔松·巴托尔迪。他创作的《第一钢琴协奏曲》是一部内部完整的、绝非缺乏张力的作品，作品给听众很好的均衡感。

沃尔夫冈·阿玛多伊斯·莫扎特在他创作的《D小调第20钢琴协奏曲》中，结尾的部分就采用了使彼此之间形成鲜明对比并使之保持平衡的方法。如果说这一乐章的主调听上去有些犹豫的话，那么莫扎特在最后采用了D大调的变曲结束了该曲目：即使在F小调之后出现暂时的混浊（与主音保持着一个和谐的距离），但依然没有干扰达到平衡的效果。

谢尔盖·普罗科菲耶夫在谈到他的《第一交响曲》时说道："我觉得，如果在今天还活着的话，他一定会保持自己的风格，而且会在他的风格上再补充上新的东西。我想写下的就是这样的交响曲。"在他的这部《古典交响曲》中，体现了他那个时代的趋势：这一交响曲让我们想到斯特拉文斯基的《士兵的故事》或是理查德·施特劳斯的《阿里阿德涅在纳克索斯》。该交响曲通过采用强烈的音符以及大胆新颖的不协和弦，避免了对海顿古典技法的复制，让人听上去感到耳目一新（该曲首演于1918年，彼得格勒）。

在音乐史上，谢尔盖·普罗科菲耶夫这个名字代表着压倒一切的、而最终平息了的乡愁。自从他回到自己的故乡以后，他写下的第一部作品是《第二小提琴协奏曲》——一首充满诗意平衡的高歌。协奏曲表现出了明快、轻松的气氛，普罗科菲耶夫就是在这样的气氛下创作这部协奏曲的。在苏联，谢尔盖·普罗科菲耶夫算是一个人物，因为他返回祖国的举动明显地为他的国家提高了声誉，为此，他毫发无损，所受的待遇完全不同于肖斯塔科维奇。

接下来的这个作曲家是一个意大利人，同谢尔盖·普罗科菲耶夫一样，他们都是里姆斯基-科萨科夫——俄国音乐史上的"伟大的老人"的学生。这个作曲家的名字叫作奥托里诺·雷斯庇基。该作曲家的由四个乐章组成的交响诗《罗马的喷泉》揭开了大地清晨无限美好的田园风光。在朱丽亚峡谷中，羊群在黎明时分经过，清晨的第一缕阳光照进了峡谷。在"黎明时分的朱丽亚峡谷的喷泉"旁充满了睡意蒙眬、协调的气氛，然而，在这样的气氛中又不乏出现生机勃勃的景象。正是在这样一个交界的地带，白日向夜过渡的晨曦微茫、曙光初现的交替之时，蕴藏着我们最原始的、发源于我们下意识中的力量和能量。

莫里斯·拉威尔比雷斯庇基大四岁，他们两人都是来自阳光充足的南部，从自然风光中汲取灵感的作曲家。人们常常在提起他的同乡德彪西时提起他。然而，拉威尔的创作更透明，我们可以说：比德彪西更古典主义。在德彪西那里听上去模糊的、不明确的音调——也正是众人在德彪西那里所爱的——我们在拉威尔那里很少能听到（《圆舞曲》除外）。拉威尔敏捷轻快的，以最简略方式创作的《小奏鸣曲》，线条清晰，通过展现各种不同的气氛令人心醉神迷。在开头乐章中尽管听上去飘浮移动，但还是能感受到伤感的喘息。在演奏中去观察拉威尔怎样通过双手的同时弹奏，在一开始给人造成了失重的感觉，是一件很有趣的事儿。在中部乐章中所表现的伤感气氛的增强，让人感到有哀歌的趋向，这种哀歌的趋向又带着古希腊色彩——我们可以将这首曲子跟德彪西的《德尔菲舞女》（《前奏曲》第一册，第一首）作为比较来听。《小奏鸣曲》的最后乐章像喷雾一样旋转，除掉了阴影，拨开了云雾。拉威尔的这部《小奏鸣曲》为我们提供了一种良好情绪的混合，并且能够帮助聆听者在有限地增加精神能量的情况下达到内在的平衡。

像理查德·施特劳斯这样内心强大的作曲家的作品特别有助于我们这个章节的主题。这不仅是因为作曲家的生活呈现出比较和谐的气氛——他的婚姻可以说是在所有艺术家的婚姻中，维持得最长、效益最好的婚姻。施特劳斯的夫人是一个坚决果断的女人，她从不回避对施特劳斯的批判。如果情形需要如此，她就会毫不犹豫地、像战士般地开始她的攻击。一个希望在家中"被重视的"，为自己的家庭写下了一部《家庭交响曲》的作曲家，也是能够写出非程序化的作品来表达平衡的。我们在这里要提到的是施特劳斯的《第二圆号协奏曲》，这部协奏曲是在他的《第一圆号协奏曲》的60年后写成的（施特劳斯的《第一圆号协奏曲》

写于16岁那年，是他为自己在巴伐利亚皇家室内乐团做圆号手的父亲而作的）。1942年所作的《第二圆号协奏曲》表现出了温和的气质，优美的音色以及睿智的净化。

1947年，施特劳斯还写下了一部极为精致的作品，这部作品很适合于我们本章节的内容，这是施特劳斯最后一部器乐作品，该作品就是《为钢琴、巴松管、弦乐队和竖琴所作的二重奏协奏曲》。本来这部作品的阵容已经很不错了，而施特劳斯还在其中强调了弦乐队中的六重奏，使得乐曲听上去拥有丰富多彩的伴奏、稳定的声流和沉稳的脉动。

作品中对内心平衡的表现，对于大多数作曲家来说，都是发生在他们的晚期作品中（相关内容请看"变老"一章）。而一个作曲家在经历了过度无节制的阶段过后，也可回到和谐适度的美和比例的原则中去，回到古典主义中去，创造出舒适安逸的、在风格上进行了"血液清理"的效果。

作为对野性和极度激情的平衡，我们需要原则、适度和平衡调节。所以，斯特拉文斯基在写下他反叛的芭蕾舞剧《春之祭》的几年以后，开始喜欢意大利作曲家佩尔戈莱西[1]敏捷轻快的作品——同样普罗科菲耶夫开始喜欢自己认为的海顿风格——也就不足为奇了。斯特拉文斯基的芭蕾舞剧《普钦内拉》也是从

---

1 乔瓦尼·巴蒂斯塔·佩尔戈莱西（Giovanni Battista Pergolesi, 1710—1736）：意大利作曲家，意大利喜剧歌剧的先驱，对欧洲喜剧歌剧有重大影响的作曲家。

他喜爱的意大利作曲家那里找到的灵感。斯特拉文斯基证明了自己的做法是正确的，在当时，这种做法被不少人视作是对先人的亵渎。"只是敬佩带来的只会是贫乏，它永远不会激发创作的自然力。创作需要一种活力、动力，而什么样的动力能跟爱相比呢？"斯特拉文斯基把自己称作"意大利音乐的新郎"。斯特拉文斯基的这部作品在被崇拜的先人的模型中，绘制出了一幅充满地中海阳光的声形画面，这一画面带着现代的色彩（和谐和乐曲的使用），魅力无穷，表现了充分的平衡。

彼得·伊里奇·柴科夫斯基世界著名的《B小调第一钢琴协奏曲》展现了空间的平衡，它听上去怡神悦耳，心醉神迷，带着船夫歌曲的特色，用6/8拍朴素的小行板，加了弱音器的弦乐上演奏的。这样的音乐能给我们带来平和的心境，将我们心灵的峻峭的风景抚平，将内心中起伏不平的山峦地带拉成一条直线。

抒情歌曲也可以给我们带来内心的平衡。我们最先提到的弗朗茨·舒伯特，因为自己情绪波动起伏不平，所以他写下了一首描述人在无助情况下的歌曲。在弗里德里希·吕克特《欢笑与哭啼》的诗歌里，这个年轻人坠入了爱河。

> 每个钟点都在欢笑与哭啼
> 在恋爱上有这样一些原因。
> 清晨我满怀兴致放声大笑，
> 为什么我此时会哭泣，
> 在夜晚即将来临，

我自己也毫不知情。

　　自然，作曲家在表现这一绝对对立的状态时没有放弃采用D大调，歌曲中的D大调起着明显的作用。谁要是想寻找两个不同的调，即大调与小调，那么他可以在以下的两句词中找到。"清晨我满怀兴致放声大笑，为什么我此时会哭泣"，舒伯特在谱写这首歌曲时，采用了旋律的手势。在"满怀兴致"上采用了活泼向上的四度和音，同时在"哭啼"上采用了小调，听上去充满怨声哀叹和呻吟……

　　如果夜晚将至，您还没有找到内心的平衡，那是因为您的心中充满了令您思潮起伏、战栗不止的东西。勃拉姆斯将歌德的一首诗谱成了乐曲，在乐曲中，歌德的诗句获得了"舒缓的"效果，诗歌中字里行间是这样描绘的：

夜幕从天际缓缓降临，
所有身边的东西渐渐远去，
先是被高高举起的
夜晚晨星迷人的光亮，
雾霭悄悄地升向高空，
黑色渐渐吞噬了昏暗
黑暗投射在湖面里。

此时在东边的领域

我预感到月亮的辉煌与炙热，

细长的柳树枝

嬉戏于下一个潮汐到来之际

通过移动的阴影的游戏

卢娜的魔幻外表在战栗，

清冷慢慢地潜入眼睛，

然后舒缓地进入心灵。

　　弗里德里希·吕克特还写了一首触动人心的，但却表现了绝
对的和平的歌词，弗朗茨·舒伯特为此歌谱了曲：

你是宁静，

和平的温和，

思念是你，

你让它平息……

投宿到我这里吧，

轻轻地关上你

身后的小门。

把另一种疼痛

从这胸中驱除吧！

让这颗心完全

充满了兴致。

让这眼帘，
被你的光辉
独自照耀，
啊，让光辉完全普照！

　　歌曲采用规律的八分之一的和谐曲调，带来了一种绝对宁静的气氛，旋律没有任何的明显的跳跃，发自内心，给人带来深深的触动。在最后的一段诗节，提高了和谐度，使歌曲听上去庄严、隆重。

不耐烦

你得学会深信不疑。当我年轻的时候，我没有什么想法，我感到很绝望，觉得一切都结束了。而现在我对自己深信不疑，我知道，好的想法会来的。在痛苦中等待，是我们必须付出的代价。我可以像一只昆虫一样地等待。我是一个一生都在等待的人。

——尹戈尔·斯特拉文斯基致小提琴手塞缪尔·杜什金

在我们这个匆匆忙忙的时代，忍耐是一种难得的美德。不耐烦的状态带来的胜利的后果：快餐、从巴黎到美国只需几小时，各种快速的运输工具……空间时间的存在都是为了被战胜的，好似上帝创造出时间和空间就是为了如此，我们尽可能地在最短时间内、最小的空间下，获得最多的收益。可是至今没人敢去做一件缩短时间的事儿，这就是：尽快地让我们去变老。

厌倦了不断在匆忙中生活的人日益增长，市场对此也做出了相应的反应，如今市面上到处提供从东方引进的瑜伽课程。从这件事情的角度来看，是令人欣慰的，尽管他宣告了西方意识形态和救赎思想的破产。

音乐将耐心作为前提，在这一点上的要求比其他艺术的更高，比如从学习使用一种乐器开始。在文学和绘画上则缺乏表演者传达的这个要求。音乐的实践需要绝对的奉献精神和长年累月的刻苦钻研和练习。只是学习五线谱就是对耐性的一个挑战。因为，要记下持续不断的曲调中所要表达的想法或是只是去记住单个音调——比如和弦的表达——都需要绝对的全神贯注，这会让许多人失去耐性。即使后果（演奏出来的部分几乎不能确认是作曲家的手记）不同的音乐速记系统——过去对总低音的速记——如今也已成为了爵士乐和舞蹈音乐的和弦的符号。

只是听音乐这个活动就已足够赢回我们失去的美德、耐性：耐心地且抱着极大的好奇心专注地听一个曲目的演奏，去等待这首曲目的高潮的到来，保持清醒的头脑去辨认乐曲中表现情绪的上升，去检查在听完一首曲目后，究竟这首曲目在多大程度上满足了自己的期望，或是看看自己是否在听一首曲目时，将该曲目所要表达的东西"听了出来"。

有这样一些作曲家，他们的一生就是证明耐性的典范。被一种奇怪的脑炎折磨的莫里斯·拉威尔长期生活在失眠的状态下，他一生中都在热情坚定地期待着自己疾病的好转。甚至当这一疾病出现了神经上的症状，使他再也不能用手流畅地写下自己的乐谱，但他还是抱着极大的耐心，费尽全力，一个字母一个字母地拼写。逐渐地，他写下一个单词需要一天的时间（相关内容请参看"疾病、病患、依赖"一章）。

尽管贝多芬知晓他的余生都得忍受耳聋这样的事实，得与社交界处于完全隔绝的状态，但他也从未放弃。

大多数作曲家们都在耐心地等待着自己的功名成就，但这样的功名成就对于一些作曲家来说一生都未能如愿。或者，这样的成功在他们的一生只出现过一次，如弗朗茨·舒伯特。舒伯特在一生中（短短的一生）只上台演奏过一次他的管弦乐。然而，他也得等待着自己的成熟。在同代音乐人的优势下，贝多芬感到十分压抑，他花了很长时间才为自己赢得了振奋人心的自信。由此，在19世纪早期，舒伯特留下了著名的《B小调交响曲》，这首交响曲以《未完成交响曲》的名称被载入了音乐史。（有一些荒谬的看法，认为舒伯特是因为这首乐曲而死。）26岁的舒伯特此时缺乏力量和自信来写完他充满戏剧性的和英雄主义的最后乐章。但是，1828年，在舒伯特生命结束的这一年，对于他的早逝，他终于登上了一个新的阶梯。凭借他伟大的《C大调交响曲》，舒伯特完成了一部全面的、动人的、强悍有力的作品。

俄罗斯最优秀的音乐家之一，亚历山大·斯克里亚宾，因为自己的创作风格和带有哲学意味形式的、引人入胜的独特作品，要感谢自己所拥有的耐性。年轻的他已是一个功成名就的钢琴演奏家，已在全欧做了巡回演出（如舒曼一样），但是，他因为自己错误的练习方法，将自己的右手损坏了，这使他的事业看上去似乎就此终结了。但是，与医生们的预见恰好相反，斯克里亚宾通过艰辛和明智的训练方法，再次使自己的手恢复了正常演奏的功能。在他的右手丧失弹奏能力时（大约一年多的时间里），斯克里亚宾就只用左手弹奏，他甚至还专门为左手谱写了动听的曲子，该曲目听上去根本就让人难以想象，这只是用五个手指弹奏出来的，该曲名为《前奏曲与夜曲》（Op.9）。这一经历更加坚定了斯克里亚宾对人的意志力的信赖，他用这首专为左手写的曲目宣布了人类意志能战胜一切的信念。在他的右手失去功能的期间，他还写下了一部充满了反叛情绪的练习曲，名为《练习曲》（Op.8 No.12），在此曲目里，右手被仅设置在一个反复弹奏的键盘上，因为这里发出的是雷鸣般的八度音阶，左手同时承担了主要键盘的弹奏，得应付快速的八分音符的三连音和舒缓音的剧烈跳跃演奏。这种有意"不均匀的"两手操作的分配使得作曲家的所有钢琴作品具有标志性的独特风格,因为在创作中他还是得顾及自己曾经一度废了的右手。

在当代的作曲家中,一个真正的幸存者正是要感谢自己拥有耐心这一美德,耐心不仅为他赢得了作曲者的生命,而且还为他获得了不可估量的成就。这个幸存的作曲家就是尹戈尔·斯特拉文斯基,斯特拉文斯基能像他所说的那样,像一只"昆虫"一样地等待。对于耐心这一美德还需要第二个美德来作为补充,这就是:机动灵活,斯特拉文斯基恰好就拥有令人惊叹的灵活性。在此,我们不得不直接提到圣彼得堡的合约政策。

在这一合约政策下,斯特拉文斯基很会跟他的潜在的"顾客"沟通,政府在他那儿订下的货,他就把自己放在抽屉里以前写好的乐曲交给他们,如果货要得急,那么就更好,这些陈年旧货马上就能拿得出手……

斯特拉文斯基在耐心这样的事情上可以说是一个非常现实的、实用的人。一个人最终做不到时常都很有想法,在这种情形下就只有等,斯特拉文斯基这样认为:在这一点上他同他的同乡柴科夫斯基拥有一致的看法,柴科夫斯基认为,缪斯的来访是不能强迫的,你只有时刻做好她来访的准备。因为她不会造访慵懒之人。由此我们可以补充说,缪斯也不会造访没有耐性的人。

缺乏安全感——内在主动权

> 每次与陌生人的相识总是会给我带来巨大的痛苦。也许是胆怯发展到狂躁症……只有上帝知道我遭受了什么……

> ——1879年，彼得·伊里奇·柴科夫斯基致冯·梅克夫人

如果我们想在世界历史中消除自卑情结的话，那么这里所发生的只是我们所了解的极小的一部分。通常，一些最平庸的原因会让一个将军陷入困境，拿破仑必须用其他东西来弥补自己矮小的身材。这就是在人类中所开启的、降临在人类身上的情节全景图的缩影……

没有人能完全跟自卑情结断绝关系。只是人们在日常中很少表现出来。因为人们通常会尽一切可能来遮盖它。但是，比最好的伪装更好的办法是，以轻松、开朗的方式来面对自己的局限性，做到透彻的自知之明。如果您偶尔希望摆脱自己的自卑情结，或是有时想拥有其他的身份，那么就让以下欧根·罗斯[1]的诗句为您提供安慰。

> 时常一个人喜欢摆脱自己的躯壳，
>
> 但是如果你仔细四处瞧瞧，
>
> 你会发现众多的躯壳，
>
> 用其中任何一个来替代，你都不会感到愉快……

这就是说，与你的情结共处。这确实取决于，是否我们所

---

1 欧根·罗斯（Eugen Roth，1895—1976）：德国抒情诗人。

拥有的情结控制着我们，还是我们能很好地控制它，是否能看穿它，然后寻找到有成效地利用它的机会。就像有人曾经这样做过一样？

您首先要做的清理是：谁定下的您让自己感到自卑的标准？难道您相信那些只有"年轻、健康、富有、美丽"才是价值的鬼话？大多数同时代的人不会有这种思维模式，它只是种促销手段，适用于那些头脑简单的人。如果一个人能宽容、友好地对待自己的自卑情结，把它视作是自己个性中可爱的小弱点，尽管这一弱点很荒诞，但还是可以跟它和平共处的，如果这个人能够拥戴自己，那么他就会是生活的赢者。达到这一认识并不需要对症下药的粗暴方法，而只是将之作为您能够去赢得自信的先决条件，去获得内在主动权的动力。

无论在过去还是现在，在此所涉及的绝非是满足于当时某些特定的迂腐思想，在此关系到的是自我态度的说服力，关系到的是一个内在自我协调的个性的暗示，这一个性自然得以资本和成就得以体现。不然的话，天堂鸟就会出现，我们就会身处于彩虹之中，在这样的环境中，目标即是不惜一切代价地去吸引人们的注意，由此荒谬和独创性就被混淆。这种如斯特拉文斯基所称的"红腹灰雀"的现象遍布了整个艺术界，在一段时间里，那些艺术家们获得了他们无法把握的收益，而通常他们很快就会暴露自己的真实性，正如孩子们在汉斯·克里斯提安·安徒生《皇帝的新衣》的童话故事里所读到的那样，他们会说："他光不溜秋什么都没穿"。

有几个作曲家深受自己大量自卑情结的折磨，但他们最终令人钦佩地克服了这些情结。《波莱罗舞曲》的创作人莫里斯·拉威尔个子很矮小，而他的头却不成比例的大（脑积水的问题），体质也很弱。帕格尼尼五官长得奇丑无比，他将自己的长相形容成魔鬼般的长相，他这一长相曾吓得女人昏厥过去。贝多芬的面部布满了天花留下的疤痕，在他通常不爱整理打扮自己的形象中，这位作曲家就是在他的《第九交响曲》中的《欢乐颂》里也没有给人一个外表看上去的令人愉快的形象。就不用说他在社交界有多么让人不舒服了，但是贝多芬的成就是无法忽视的：他是一个能为他人的生活提供内容的人。由此他赢得了自信，赢得了不容他人打扰的存在感。

舒曼则长期漫游在自己的幻想里，渐渐变得对世事陌生，他曾四处寻机，渴望能去拜访瓦格纳（此人当时是德累斯顿皇家室内乐团的演奏家）。当有一天舒曼终于来到瓦格纳住处时，这位主人却一个多小时不吐一字……

广受赞誉的、在他那个时代声名显赫的弗朗茨·李斯特有三大情结：他来自乡村，没有受过正规的学校教育，17岁的他就得忍受深深的屈辱（这些屈辱让他终生都难以摆脱）。他的这些情结又促使他去广交那些女贵族们，他就像别人收集蝴蝶一样一直在收集着她们。他初恋女友的父亲明确告诉他，无论他做出多大的成就，都不能填平他与一个市长女儿之间的社会地位的鸿沟。

伟大的交响曲作曲家安东·布鲁克纳曾那么地缺乏自信，成年以后，他自己找人成立了一个小组委员会，并自己掏腰包付了这些人工资，然后给自己出了合适自己的考题，最终他通过了考试，拿到了证书。后来，当批评家们指出他的这一作弊行为时，布鲁克纳不得不向奥地利国王求助，恳请他保护自己。

俄国最富有成就的作曲家彼得·伊里奇·柴科夫斯基生性高度敏感，每一次与他人的纠缠都会让他掉泪，众人的聚会会给他带来莫大的恐惧。年轻时，他对舞台十分怯懦，以至于在指挥时，他得撑住自己的脑袋，因为他担心如果不这样，他的脑袋就会从肩膀上掉下来。有十多年的时间，在指挥时，他都没有手拿指挥棍。渐渐地，他克服了自己的畏惧，获得了勇气，成为了自己作品最佳的指挥，还到北美去演出，在纽约卡内基音乐厅首演了自己的《第五交响曲》。

为了让您自己变得强大，您应该去听巴赫的音乐，在巴赫稳定、体现了内在坚强的音乐里去认同自己。您的自我感觉只是因为一时的某个原因被埋没或受到了损害。您应该把它们重新拾回。在批判或"危害"的境遇中，不要去听马勒的音乐、肖邦的音乐，但所有19世纪作曲家强调主体的音乐都可以听。巴赫为管风琴所写的前奏曲和赋格曲都是很好的帮助找回强大的自我感觉的音乐，在柴科夫斯基那里可以去听他的《第五交响曲》《小提琴协奏曲》《第一钢琴协奏曲》。此外，所有古典交响曲中的最后表现意志凯旋的乐章都适合我们的主题，特别要提的是亚历山大·斯克里亚宾的所有管弦乐作品，这些作品高扬人类意志的凯旋。

清晨，您醒来时，不要马上穿衣起床，您可在床上用音乐开启您新的一天（至少一个星期或更多个星期）。您可听一段巴赫的、亨德尔或维瓦尔第的协奏曲。将自己置于清晰的、规律的、充满了脉搏跳动生机的韵律中，而不是机械的节奏中。在听第三遍时，你要去着重注意乐曲中的和谐结构，去专心领会乐章的构造。对，可以说，该听的是一种协调的、强劲的乐曲，它是世界完整图像和个人完整无缺的自我意识的组合。您在听这些音乐的时候，要有目的地让自己感到，这些乐曲就是为您录制的，甚至就是为您个人谱写的。不久之后，您就会在乐曲的音响中去感知自己，将它们整理出来，内在的韵律就会成形，产生促进的作用，它会帮助您知晓自己的"内在韵律"，为您牵引它——这是一种共振原理。

用这样的形式开启了您新的一天后，您可在准备一天到来的同时继续听亨德尔的《大协奏曲》全曲以及巴赫的《勃兰登堡协奏曲》全曲。每个星期交换一次所听的这些清晨乐曲。一个月以后，您就会感到自己变得自信、胸有成竹。在此切记：一个经常思考的、得到愿望和恰当音乐支撑的思想会不可避免地显现出来——出现在您的世界观中，在您自我的对面。归根到底，这一状态会帮助您从您的问题中分散注意力，同时也能助您正确地、自豪地去理解自己的问题所在。一旦您有时间，您可在晚上重复听这些乐曲——最好这时是看着五线谱听。您可尝试在听乐曲时做一个指挥，在这一对乐曲的辨认过程中，音乐的效果就会变得更强。让音乐效应直接影响您，用您的感觉去品尝它们，同时您还可以为自己斟上一杯您爱喝的酒，一边听，一边让您的思想漫游，您可回想过去的日子——也许您会发现自己在一些情况下比从前要自信和有主见得多了。

通过一个星期的乐曲更换（当然，这一更换可早可晚），您不会感到无聊，相反，您为自己建立了一个自动的音乐治疗的见识存储。这些存储将渐渐成为您的内在财富——只要您需要，随时都可以唤出，因为您已将它们内在化了，这些内在化了的乐曲不再依赖于现实中的乐曲。此外，如果您有家庭的话，您可以用自己养成的这种用音乐来和谐地开启一天的习惯去培养和教育您的孩子们，这会提高他们的素质和品位。在他们的一生中，他们最终都会回归到这个源泉，无论他们在青春期或年轻的时候怎样反叛他们受过的教育。

这一"内在化"的音乐——都是被你具体理解了的乐曲，它们的声响您已烂熟于心——会为您提供一个超越世俗的帝国，这个帝国谁都不能从您那儿夺走，您还可根据自己的喜好扩大这个帝国的疆土，让它成为您一生的所有。您越是拓展您的国土，您的联想力就会变得越是丰富。您突然会发现，当您处于一个特定的情况下，看到一个特定的风景或一张画时，或者当您在凝视一个特定的人时，音乐在此时就会像水库里储存的水一样不由自主地涌上您的心头。

魏玛枢密院参事歌德曾用这样的话证明了自己的自信，当时他参加的一次宴会的餐桌座位的安排不太明了，于是他便宣布道：“我所在之处便是中心！”

约翰·弗里德里希·莱查德——歌德的第一个音乐顾问（还在蔡尔特之前），将歌德的诗歌《铭记》谱成了歌曲，歌词如下：

在所有的暴力面前

永远都不要低头，

坚定地展示自己

神的手背

会被你召唤

1809年，同一个作曲家还将歌德的反叛——自信的诗歌《普罗米修斯》谱成了曲，这首诗也唤起了其他两位作曲家极大的兴趣，1889年的雨果·沃尔夫和1819年的弗朗茨·舒伯特都先后为这一诗歌谱了曲。我们在此利用这个机会进入一个音乐历史的接力赛中，普罗米修斯就是这个接力赛中的主题人物，这个半人半神的人物无私地为人类带来了火种。不仅是莱查德、沃尔夫和舒伯特被这个神话中的人物普罗米修斯迷住，路德维希·凡·贝多芬也不例外。在他的芭蕾舞剧《普罗米修斯的生民》中，他已在为他不可抗拒的、响亮的《英雄交响曲》准备最后的乐章。在写下《第三（英雄）交响曲》之前，他就用这一主题写下了为钢琴而作的《交响变奏曲》。在这部曲子里，还有在后来的《英雄交响曲》的结尾乐章中，作曲家首先展现了主题宏大的、自成体系的低音，该曲中一共有15个变奏，第一个变奏就是为低音而写的。由此，在这个坚实的基础上，熟悉的旋律才成为主要的旋律。

弗朗茨·李斯特第一次到魏玛时，看到自己没有希望成为皇家室内乐的大师，于是写下了极为振奋人心的交响诗《普罗米修斯》。在他的交响诗中，李斯特对他交响诗中的主人公做了自己个人的解释，并将他的这一交响曲（对这一交响曲的构想还要追溯到赫德尔纪念碑在威玛揭晓的时候）分成四个不同内容的部分："大胆执着、坚毅、苦恼、净化"。

一位具有哲学抱负的俄国人以令人惊讶的方式更新了古代的神话，这位俄国人便是亚历山大·斯克里亚宾。斯克里亚宾想通过他的宏伟的交响诗"向人展现，他们是多么坚强、强大"。从普罗米修斯这个主题人物出发，作曲家还为这本交响诗取了一个副标题，叫它"火之诗"。在这一交响诗中，斯克里亚宾采用了一个庞大的乐队，在乐团中除了8个圆号、5个小号、钟声，编钟、钢片琴、竖琴、管风琴和钢琴，以及由四声部混合组成的合唱团外，还增加了所谓的"色彩管风琴"。乐曲中，通过音程的变换组成了和弦，为了表现他的和弦，他计划在演奏厅的上方用灯光把色彩打上去，用视觉效果来为他的旋律增添相应的和声效果。可惜的是，斯克里亚宾没能看到在他那个时代这一属于未来派方案的实现。

热恋与爱的持续

被强迫的爱情怎么能成为缪斯女神?

——瓦格纳致玛蒂尔德·韦森登克[1]

1　玛蒂尔德·韦森登克（Mathilde Wesendonck，1828—1902）：德国作家，曾被
　　瓦格纳看作是自己的缪斯。

您恋爱了，于是，在您头顶的天空上挂满了弦乐器，更准确地说，在您的头顶上挂满了小提琴。如果能再增添几把竖琴的话，那么阳光有时就会光芒四射！把有关乐器方面的事搁置一边，就说恋爱是一件多么美妙的事，好似你的脚踏在序曲中。为了不再阴郁，我们希望一直处于恋爱之中并保持这一状态。

为什么恋爱会是这个世界上最美妙的事呢？因为恋爱是希望的展现，是来自一颗充满了爱和期待被爱之心对美好前景的幻想。在这样的状态中，一切都是回光返照，此时的天空容不下一支竖笛，就像我们所说那样，四处都是小提琴——最美的、最珍贵的小提琴。在恋爱的状态中没有丑恶，没有疑虑，有的只是嘲笑一切阻碍的不可抗拒的力量。当一个人恋爱了，那么他此时会变得从未有过地坚定和不可战胜。

在一些作曲家那里，可以得出这样一种假设，即他们比各自的恋爱对象更加喜爱恋爱的感觉。否则他们就应事前好好地观望一下（或者把头扭过去不看），有些事情压根就不是他们在自己视而不见的幻象中所捏造的那样。

有这样一些爱，它们滋养了艺术家整整一生，特别是当爱不能实现，带着悲剧的色彩时。在这样不能实现的爱的关系上，没有人能比得上崇高的长者但丁[1]和他的比阿特丽斯。还有彼得拉克[2]和他的劳拉也在老前辈中属于这类人物。

但丁和彼得拉克，这两位文艺复兴的巨人，在有史以来最受喜爱的作曲家弗朗茨·李斯特那里具有不可抗拒的、巨大的吸引力。特别是但丁的《神曲》让李斯特感受到一个充满了画面的帝国。在李斯特还在魏玛时期，他就将《神曲》谱写成了一部独创的、扣人心弦的交响曲。这是一部由两个乐章组成的交响曲，即《地狱》和《炼狱》两个乐章。在《地狱》的乐章中，李斯特充分表现了令人毛骨悚然的地狱场景，而在《炼狱》第二乐章中，作曲家的尺度却没能把握得很好（朋友柏辽兹评论："删去一些，思想就会变得紧凑一些！"）。批评家汉斯利克对此评价道："罪恶混乱的热闹场面"。可惜，李斯特没有将《神曲》中的第三部分《天堂》也写进这部交响曲中。

李斯特的钢琴曲《但丁读后感》就要比他的《神曲交响曲》幸运得多。以钢琴曲《但丁读后感》为基础，李斯特谱写了《但丁奏鸣曲》，这首奏鸣曲收集在他的《旅游岁月》的第二集《意大利游记》中。《但丁奏鸣曲》中对炼狱的描写没有半点烦琐多余，对弗朗西斯卡·达·里米里的悲惨爱情的表达，对他地狱般

---

1 但丁·阿利吉耶里（Dante Alighieri, 1265—1321）：意大利中世纪诗人，现代意大利语的奠基者，欧洲文艺复兴的开拓者，以史诗《神曲》流芳百世。

2 弗兰西斯科·彼得拉克（Francesco Petrarca, 1304—1374）：意大利诗人、作家，文艺复兴的人文主义奠基人，被称为"文艺复兴之父"。与但丁、薄伽丘齐名，在文学史上被称作"三颗巨星"，以十四行诗著称于世。

的痛苦和对爱情的向往之间的紧张关系的展现，在今天看来仍不失令人震惊的效果。

另一个古代意大利人彼得拉克的柏拉图恋情也同样被李斯特以音乐的形式变为了永恒。这位孜孜不倦的作曲家（更不用说几十年来孜孜不倦的演奏家了）以彼得拉克为主题写下除了一些钢琴作品和丰富的管弦乐乐曲外，还写下了几首歌曲，其中那些写得最成功的歌曲，李斯特又把它们加工成了钢琴曲作品，这类作品中有一首最为人知晓的名叫《爱之梦》。他的《彼得拉克的十四行诗》第47号、第104号和第123号收集在他的《旅游岁月》的第二集《意大利游记》中。在第一首歌中，小提琴轻柔、飘逸的音色表达了恋爱中的"甜蜜"之痛和"内心的创伤"：

> 我担忧，我希望，我的灼热穿透了冰霜……
> 我抓不住任何东西，但是可以拥抱整个世界。

李斯特的《十四行诗》第104号的歌唱者用李斯特喜欢的E大调鄙视地唱出："生犹如死：这正是我现在的处境，我的女主宰，啊，就是因为你！"恋爱人内心的矛盾，李斯特通过贯穿整件作品由三和弦奏出的极度紧张的不和谐做了象征性的表现，乐曲由此达到了扣人心弦的效果。

在《十四行诗》第123号中，同样也是以温柔的色彩为基础。"我已经看到下面的一位天使"，这句诗行的旋律由六分音符所伴奏。

有关柏拉图似的爱情有这样的规则：生活和创作在一个艺术家那里应是互惠互利的。然而，彼得·伊里奇·柴科夫斯基却没能做到这一点。他在音乐厅和舞台上演奏的都是：两个相爱人在跟邪恶势力进行了激烈的斗争后走到了一起。柴科夫斯基广泛的爱情主题的表达通常是从发自内心的感受，到热切的渴望，最后发展到狂放不羁的爆发式表达。比如他的交响诗《暴风雨》《罗米欧与朱丽叶》《里米尼的弗朗契斯卡》以及他的伟大的芭蕾舞剧《天鹅湖》《胡桃夹子》《睡美人》。

在生活中，最大的艺术作品是一种持久的、相互之间能容忍对方的配偶关系。大多数作曲家只是部分地，或者在一段时间中能维持这一"有效"的配偶关系。他们中的大多数都会受不了这个时代对于配偶关系的要求。因为在他们那个时代的通常情况下，女人在关系中都是作为接受、妥协和适应的一方。男人们大多根本没注意到这一点，这反过来也不影响他们发自内心地去爱自己的女人。

配偶关系一旦产生，随之而来的就是要去战胜负担感觉和负面情绪投下的阴影。在这个意义上，彼此同时占有的关系是一种良好关系的基础，也会带来好的结果。

路德维希·凡·贝多芬对伴侣的关系具有发自内心的坚定认识，尽管他在自己的一生中从未找到和经历过这一关系。他曾将卡尔·弗里德里希·赫罗斯[1]的歌词谱成了曲。这首歌曲拥有长上了翅羽的旋律。由于这首歌曲的伴奏极为简单（在钢琴演奏的中间部分几乎连续出现八音符的结构），由此它也是家庭歌曲中不可代替的一部分，歌名是《我爱你如同你爱我》，跟我们本章主题相关的是结尾的最后几行：

> 在我和你还没有共同分担忧愁时，
> 一天的日子就还没有开始。
>
> 啊，有了我和你，
> 这些日子就容易度过……

罗伯特·舒曼为了她——他的妻子克拉拉长年累月地在奋斗。1839年，这位天才的钢琴音乐的创作人可以说自己并不把声乐作品视为"一门伟大的艺术"。一年之后，当他把他的妻子搂在怀里时，他的音乐的想象力犹如洪水决堤，一泻千里：在一年中他就谱写了138首歌曲。"声音和作曲几乎要了我的命，我会死在其中。啊，克拉拉，谱写歌曲是一件多么欣慰的事。"

对于舒曼的爱的研究，我们可以从他的歌曲创作中找到许多美好的例子。舒曼比谁都懂得等待意味着什么，命运一直在无比严厉地考验他的耐性。诗人海因里希·海涅一生都在表达对自己

1　卡尔·弗里德里希·赫罗斯（Karl Friedrich Herrosee，1764—1821）：德国教堂歌曲作词人。

得不到的情人的思念，他一定能理解舒曼的感觉，即使这种感觉被舒曼音乐化了。在歌曲《你好像一朵鲜花》中，即使是文字的最初范本也不存在任何阴影。海涅和舒曼都是以崇敬、惊愕的感激之心来对待爱的幸福感。在诗行"祈求着，上帝能够保佑你"这一句上，旋律的起伏似乎体现了拥有共同未来的强烈愿望。

> 我感到我好似应该将我的手
>> 放在了你的头上，
> 祈求着，上帝能够保佑你
> 如此纯净、美丽、可爱。

在舒曼的《桃金娘》套曲中，我们可以找到他关于伴侣关系的热情和鼓舞人心的认知：

> 你，我的灵魂，你，我的心，
> 你，我的极乐，你，我的痛苦

这几句歌词采用了用双手弹奏的宽广的八音符——琶音。而在"痛苦"这个字上，强调的大调突然转为了小调。

最后的歌词：

> 你对我的爱给予了我生存的价值，
> 你的目光使我感到自己的神采奕奕的荣光，
>> 你的爱使我升华，

你是我良好的精神实质，一个更好的我自己。

新婚的青年舒伯特还将阿尔伯特·冯·夏密索的一组充满感情的诗歌《女人的爱和生命》谱写成了一组歌曲，舒曼的歌曲使得夏密索的诗歌对于今天的读者来说变得可以忍受，而这位出生于法国的自然科学家夏密索的其他诗歌却遗憾地被忘却了。正是如此，在文学中，诗歌或歌词时常通过谱曲而改变了质量，人们就此将原初的诗歌或歌词忘却了。（在勃拉姆斯那里，这一"奇迹"的出现较为频繁。）舒曼将他谱写的歌曲作为结婚戒指，象征着两人共同生活的开始，这些歌曲可能是有史以来在备受斥责的婚姻制度下写下的最亲密的言语了。钢琴的八分音符的伴奏贯穿整首歌曲，似乎表示了通过婚戒给恋人所带来的凝聚力以及心心相印的心境。歌曲创造了一种不寻常的内在联系。

> 你，在我手上的婚戒，
> 我金色的小小的婚戒，
> 我将你按在我的唇边，
> 按在我的心上……
>
> 你，在我手上的婚戒，
> 你现实启迪了我，
> 开阔了我的视野
> 赋予我的生命无尽深刻的意义。

如果不是关系到婚姻伴侣的关系问题，而是关系到亲爱的人相互所属的问题，那么我们在作曲家中就不得不提到弗朗茨·李斯特了。大多数李斯特歌曲的创作都是自己通过钢琴伴奏来谱写的，在这些歌曲中，有一首歌曲得到了大众的喜爱（奥斯卡·冯·雷德维茨作词）。在这首歌曲中，李斯特赋予了它感情丰富的，但并不伤感的旋律，曲调惊人地朴素无华。

> 一定是件极度美好的事，
>
> 关于爱的两个灵魂，
>
> 完全将对方融入自己，
>
> 从不掩饰，
>
> 欢乐于悲伤，
>
> 幸福于困苦，
>
> 如此共同的承担，
>
> 从初吻到死亡，
>
> 只谈有关爱话题。

令人印象深刻的是，李斯特用了三全音来表现歌词中"灵魂"这个词的出现。但是，更令人瞩目的是，伟大的李斯特——这个最为了解舒伯特歌曲的顾问，向来喜欢避开舒伯特歌曲中过于充满激情的部分，但在这里他却为爱建立了一座温柔的纪念碑。

绝望、抑郁

在那里没有阳光，甚至没有星星，

在那里没有歌声，在那里没有朋友。

——约翰·迈尔霍费尔[1]词/舒伯特曲《驶向哈德斯[2]》

1　约翰·迈尔霍费尔（Johann Mayrhofer，1787—1836）：奥地利诗人，舒伯特的好友。
2　古希腊神话中的冥界之王，也是掌管瘟疫的神。

每个人都了解什么是"黑暗的日子"，古罗马人把这样的日子称为"不幸的日子"。谁要时常被抑郁沮丧侵害过，时常不自主地"坠入"那有名的黑洞之中，那么他就会懂得庆幸地去珍惜自己有一个善解人意的生活伴侣。在本书中，我一再指出：如果这一黑洞过于深邃，无法回避，如果抑郁令人无法自拔，那么在这种情况下，生活伴侣也是帮不上忙的，音乐对此也起不到什么作用，这时，唯一的办法就是去做心理咨询和治疗。我们在此谈到的绝望和忧郁仅仅是在某种"情绪"层面上的，是可以通过自己的努力去把握和控制的情绪。

　　被抑郁侵害的人最好尝试自己独处，一个人听开始带有侵略性的，然后慢慢变得柔和的音乐。这样的音乐不要躺在沙发上或是坐在椅子上去听，而是在倾听时，让自己的身体在一定的活动下，也就是采取一些特定的、与自我内心攻击性相符合的运动（参看"攻击性"一章）。

　　即使在不了解音乐疗法的"同原理"的情况下，在沮丧抑郁的时期，持续欢快的音乐是不太可能被接受的，这是不言而喻的（听音乐的人的情绪和音乐所包含的情绪内容之间的相似性）。但是，一旦一个人的心理和精神状态有了恢复的迹象，在音乐的影响下，这种迹象很快就会出现，那么这个人就可过渡到"欢乐"和"内心平衡的丧失"这两个章节。

在治疗抑郁症的第一阶段中，所涉及的音乐可以是粗糙的、残酷的、阴暗的，甚至带有威胁性的，音乐中还应该包含意味着昏暗的角度、深渊和隐藏着的沟壑，在这样一些情景下，一个人可以卸下自己的痛苦和负重。正是音乐的功能能够帮助我们去战胜这些身处深渊的处境——通过获得一种内在的秩序和澄清。

作曲家，弗朗茨·舒伯特晚期的四手联弹《F小调幻想曲》，这是一部为钢琴所写的曲目，它最为适合这一要求。这首四手联弹钢琴曲作于1828年——舒伯特去世那一年。这首钢琴曲犹如一幅声乐油画，它充满了甜蜜的忧郁，拥有扣人心弦的戏剧张力和令人震撼的悲剧效果。作品采用的是四个乐段的结构，一开始奏出了柔和的，几乎是温柔哀叹的曲调，结尾处听上去幽暗，但还是表现了希望之岛以及令人震惊的反抗瞬间。

在我们今天已经习惯了许多东西的情况下，我们依然对色彩突然的变化所带来的与之相应的、出乎意料的和谐和对半音运用的转移感到心醉神迷。乐曲中最后声调的增强好似在告诉我们，人类的痛苦犹如一个源泉，在命运注定下，幻想终结在不和谐的判决中。

约翰内斯·勃拉姆斯在他的《许佩里翁[1]的命运之歌》里对不完美的人生和生来就不幸的人们的抱怨进行了塑造。这部作品是

---

1 古希腊神话中的光明之神，是太阳、月亮和黎明之父，也是光明和美好的化身。

根据弗里德里希·荷尔德林[1]的书信体小说内容谱写，是一部扣人心弦的合唱交响乐作品：

你们在上面游走，在光明里！

踏在柔软的地面上，幸运的天才们！

而我们所得到的

是没有半片歇息之地，

消失、坠落，

受苦的人们，

迷失于一个

又一个的终点里，

就像岩石上的水，

被抛在一块

又一块的岩石上，

一年又一年地堕入未知里。

这种遭受世界苦难的痛苦的精神状态是超越时间的，它与时代和时代风格没有任何联系。这一痛苦降临到我们的身上，但这并不意味着我们每个人都会对它有所感知。谁要是不能表述自己所遭受的抑郁期，那么就去听弗朗茨·舒伯特所写的《手摇风琴师》，这首忧伤黯然的歌曲是舒伯特《冬之旅》套曲中的最后

1　弗里德里希·荷尔德林（Friedrich Hölderlin, 1770—1843）：德国著名诗人，古典浪漫主义诗歌的先驱，"诗化哲学"的代表人。

一首，这首歌的歌词是由德国最善于心理描写的诗人威廉·米勒所作。

> 没有人想听他，没有人想看他一眼，
>
> 而只有狗在老人身边狂吠不止。

> 异想天开的老人，要我跟你一同去吗？
>
> 你愿意用手摇风琴摇出我的歌曲？

舒伯特完全理解这首诗的含义，甚至是一字一句。因为在他有生之年，没有一个作曲家会像他这样。在舒伯特人生的最后一年里（他只活到31岁！），他所患的性病加速了他生命的结束（好似他的日常生活还不够悲惨），这使他再也等不到自己作品带来的功名成就。

歌德在他的叙事诗《探宝者》中，对面对宿命的勇气的丧失、或痛苦的自我嘲讽以及自我放弃等状态做了精彩的描写。1815年，舒伯特为这部叙事诗谱了曲。叙事诗中表现了探宝人从最初的绝望变成了狂热的努力——尽管方向是错误的，最终他们的指望是这样描写的：

> 饮下纯洁生命的勇气！
>
> 你就明白了教训，
>
> 伴随着可怕的诅咒，

不要再回到这个地方，

不要在此徒劳地挖下去，

白天工作！晚上做客！

辛苦一周！节日快乐！

这些是你未来具有魔力的言语。

诗歌中的内容似乎让我们从一种沉闷的状态过渡到了一种活泼的状态。

一部分管弦乐乐章的紧密配合非常适合这一过渡，只要它表现出一定的模糊感即可，就像路德维希·凡·贝多芬的《第二交响曲》中的广板运用一样。因为乐曲在第一乐章中充满了明快、力量和速度，所以音乐听起来更加轻松祥和。第一首主题歌曲充满了简单、明快的特性，带着孩童般的天真，从孩童的角度出发，所有的问题便失去了它们的威胁性，事态于是再一次地得到了缓解——无论是外部的还是内部的。

谈到这类"五花八门"的乐曲，安东尼·德沃夏克的《F大调交响曲》也位列其中，该交响曲本来被称为《第五交响曲》，但因为印刷错误，被印成《第三交响曲》。德沃夏克很喜欢作曲，而他的大多数作品都在很紧张的约稿日期中完成。1875年，他仅用了五个星期的时间就完成了这一扩展为四个乐章的交响曲。德沃夏克将这一新作献给了他的赞助人汉斯·冯·彪罗[1]。布洛夫在

---

1 汉斯·冯·彪罗（Hans von Bülow, 1830—1894）：德国钢琴演奏家、指挥家、室内乐演奏大师。

他的感谢信中，将34岁的德沃夏克称为"受上帝赐福的、勃拉姆斯之后的当代优秀作曲家"，他在这个作品的奉献中看到了"比任何十字勋章或任何勋爵爵位更崇高的荣誉"。

该交响曲的前三个乐章以不同的方式被轻云覆盖，呼吸着乡村的朴素和宁静。（因为声调的缘故，所以人们在提到德沃夏克这部《田园交响曲》时，总爱附带提到贝多芬。）第二乐章散发出了美妙的忧郁气息，而在第三乐章中，动感伴随着淡淡的哀伤——这是一种混合的状态，在他遇到抑郁时，便会使其褪去阴暗，内在也在此时获得了一定的放松。因为对生命的肯定在这里渐渐占了上风，最后一个乐章终于带来了生机的凯旋，就像我们在贝多芬的交响曲中所感受的那样——"穿过黑夜奔向光明"。

阿尔蒂尔·奥涅格的《第二交响曲》写于1941年，他最沮丧的时期。这首交响曲是为弦乐和小号而写的，作曲家有意识地将这部交响曲写得很灰暗，充满了"灰色的阴影"，因为在这首曲子里，作曲家自始至终都将自己局限在弦乐的音色里。柔板的运用似乎是为了寻找出路，直到第三乐章和最后的乐章，光明的、令人舒畅的气氛才主导了整首乐曲。把这种苦涩的音乐食品推荐给朋友去品尝是很值得的！

古斯塔夫·马勒的音乐作品中有不少是表现这种复杂的心境的，即表现内在的矛盾和问题的堆积。在马勒的作品中，所表现的最令人回味无穷的情绪和气氛都在发生着一目了然的变化和重叠，例如，在他的《第五交响曲》的第一乐章中（维斯康蒂[1]的电影《威尼斯之死》中就采用了马勒的《第五交响曲》中的小柔板）。葬礼进行曲对于马勒来说是一种形式，他可以在阴云密布的天空下表达自己强大而充满了矛盾的交响思想……

沃尔夫冈·阿玛多伊斯·莫扎特在谱写他的歌剧《费加罗的婚礼》的同时，附带着写下了他的《C小调钢琴协奏曲》（KV491）。在乐曲中，所有表现出来的情绪色彩都是柔和而克制的——无论是在宽广的第一乐章里，还是在带有流动性的抒情的小提琴的小广板中（在基调的平衡大调或降大调中），或是在扣人心弦的最后乐章或一个变奏的乐章中都是如此。在莫扎特去世前的五年里，他的作品可以让我们看到他创作心理的多功能性，因为另外两个相邻的钢琴协奏曲从本质上来说是完全相反的：在1785年年底到1786年年初，莫扎特写下了欢快明亮的《A大调钢琴协奏曲》（KV488），1786年年底他又完成了一部部分英雄般的、部分明朗的《C大调钢琴协奏曲》（KV503）。在这两部钢琴协奏曲中间是上面提到的"灰暗的"《C小调钢琴协奏曲》（KV491）。莫扎特的《B大调钢琴协奏曲》（KV595）没有前者的知名度大，但该曲目却有一个很有意思的中间乐章，在这个中间乐章中气氛突然意想不到地变得昏暗。

谢尔盖·拉赫玛尼诺夫举世闻名的《第二钢琴协奏曲》是克

1　卢奇诺·维斯康蒂（Luchino Visconti, 1906—1976）：意大利著名电影导演、剧本作家。

服忧郁症以及最终呈现这一过程的经典的音乐案例研究。拉赫玛尼诺夫的《第一交响曲》受到了不公正的待遇，没有获得成功，这对当时很早就功名成就甚至拥有国际声誉的他来说是无法忍受的，拉赫玛尼诺夫由此陷入了极度的抑郁中。那期间，他什么也不想写。带着深重的自我怀疑，他在莫斯科找到了心理治疗师尼古拉·达尔大夫，达尔大夫对拉赫玛尼诺夫采用了暗示和催眠疗法，并给他增添了自信心，就这样拉赫玛尼诺夫写下了一部新的闻名世界的作品。新的成就使他的心理素质增强，他开始不断地工作，写下他最为著名的协奏曲作品。1901年10月，作曲家自己亲自在首演上用钢琴弹奏这个作品。

拉赫玛尼诺夫的《第二钢琴协奏曲》中的第一主题令人心醉神迷，美好的旋律激动人心，充满了律动，第二主题在中提琴和双簧管的独奏下听上去充满了活力，稍慢的柔板展现出俄罗斯广阔无垠的大自然，这一大自然同时象征着一个人内在宽广的空间和博大的心胸。在整个乐曲中自始至终采用了弹性速度，这种浪漫的演奏风格是由钢琴家肖邦所推出的，在节拍上略带波动，这一弹性速度的演奏法可以更好地表现出心灵的波动。在最后一个乐章中，拉赫玛尼诺夫塑造了意志的神话和强大的生命力，在此能听到他的表率和导师柴科夫斯基对他的影响。

如果说拉赫玛尼诺夫的抑郁症仅是短暂的，而且意外地被治愈，那么罗伯特·舒曼的抑郁症却悲剧般地成为了折磨他一生的疾病。年轻的作曲家舒曼最快乐的时光是在莱比锡度过的：在这一时期，他终于将克拉拉娶回家中，自己又在门德尔松新成立的音乐学院教书，他在那里拥有很多朋友，在朋友们的聚会处，名为"咖啡树"的咖啡厅，有自己固定的一席之位，在聚会上人人知晓他，重视他。当他——也许是受一种无可言喻的漂泊欲望的驱使——放弃了在莱比锡理想的生活环境，来到德累斯顿时，他便陷入了深深的抑郁之中，只有当他让自己不停地处于创作之中，他才能部分地感到有所解脱。令人惊奇的是，在这一时期，他写下了一部美妙的钢琴协奏曲，这部协奏曲可以算是他所有音乐作品中最优秀的作品之一，这就是他不带任何乌云的《A小调钢琴协奏曲》。

在同一时期，舒曼还写下了他的《第二交响曲》，这首交响曲的首演是在1847年，由门德尔松在莱比锡亲自指挥。舒曼想以这部《C大调交响曲》来克服自己精神和生理上的弱点。在该部交响曲中，他想表达一个卓越的精神在与黑暗势力做斗争，但第一乐章却引起了争议。之后浪漫、活泼的谐谑曲和深深沉入柔板中的忧伤主导了最后的乐章。

让我们走出狂野的绝望，穿过忧伤的痛苦，重新回到生活：伊戈尔·斯特拉文斯基的芭蕾舞《仙女之吻》是根据柴科夫斯基的作品而改编的。这部芭蕾舞曲是俄国舞蹈家和赞助人艾达·鲁宾斯坦委托斯特拉文斯基所作，赞助人对此提出了要求，只考虑改编柴科夫斯基的室内乐，而且乐曲必须表现出一种漂浮的轻盈。斯特拉文斯基最后写出的乐曲是一部挽歌和优雅的完美融合体，他散发着三种令人愉悦的忧伤，即世界末日的感觉，安德森的女孩、"冰女皇"柔婉的哀伤，以及俄罗斯灵魂的气质。剧中，仙女在摇篮中选出了一个漂亮的男孩，然后在他的额头上做了一个自己的记号。当这个男孩长大成人后，他娶妻结婚，而仙女却将他的新娘夺走——要了她的命。斯特拉文斯基从中看到了一个寓言的烙印，柴科夫斯基在这一烙印中忍受着痛苦并坚持创作，直到死去。

满 足

神啊！把你想要派遣的东西派遣过来吧，

无论是有关爱的还是痛苦的东西，

我很高兴两者都是从你的双手渗出。

——爱德华·莫里克词/雨果·沃尔夫曲《祈祷》

满足是哲学家的目的，艺术可为此铺平道路。这种满足感是一种对外的无所求，因为拥有这一满足感的人内心承载着整个宇宙。反过来说，通过满足感，我们能够重新汇入宇宙的大千世界中。让我们将此看法具象化：无论是住在木桶里的第欧根尼[1]、涅槃的入口，或是被吹灭的蜡烛——或是库尔特·图霍尔斯基在他的诗歌《蒙娜丽莎》中所表达的意味深长的沉默（亨利·克尔奇利[2]为之作了极为微妙的曲）。

> 谁见识了这个世界的很多东西，
>
> 就会发出微笑，
>
> 就会把双手放在肚子上
>
> 沉默无语……

满足感的状态是跟感恩的心情、谦逊的人格以及新奇感的满足的状态紧紧相连的；满足是一种对生活表现出的喜悦，是能将一切放下，愿意去给予他人的状态，把在他人那里的获取只看成

1　第欧根尼（Diogenēs，约前404—约前323）：古希腊哲学家，犬儒学派的代表人物之一，通过戏剧、诗歌和散文的创作来阐述自己的哲学思想。

2　亨利·克尔奇利（Herry Krtschil，1932—2020）：德国作曲家、指挥家、钢琴演奏家。

是一种表达外在生活的可能性。

如果生命与死亡完全不同，是运动的，是向着各个不同方向的运动；是从光明向着黑暗、从下往上的运动；如果社会生活的交流是基于传播和接受，那么一切都取决于我们感官和情感的接受，取决于我们对外表达的平衡。我们人类在世界上不仅有能力将自己从世界历史中删除，而且还有能量做相反的事：在地球上建立起一个人类的天堂。与此相关的材料我们是能够拥有的，如果这些材料只关乎理解和理性！哲学意义上的满足，至今还未能有任何东西能够摧毁这种满足。那就让我们去利用——每一个人的未来的自己和他的周围环境——文化史上伟大的遗产。让我们去接近通过声音媒介所产生出的特殊的满足感，就如里尔克[1]所说的那样"所有被撑起的内心空间"。

正是如此，音乐能够帮助我们克服内心的撕扯，重新找到一个完整"明亮"的自己。

然而，如果关系到我们个人的满足感时，我们不能采取节制和谦逊的态度。"只要这个世上还有一个人在遭受痛苦的煎熬，我怎么可以去感受幸福和快乐呢？"陀思妥耶夫斯基[2]这样问道。我们应该——就像音乐以艺术交流为目的一样——走向外界，去

1　赖纳·马丽亚·里尔克（Rainer Maria Rilke，1875—1926）：奥地利著名诗人。

2　费奥多尔·米哈伊洛维奇·陀思妥耶夫斯基（Fyodor Mikhaylovich Dostoyevsky，1821—1881）：俄国著名作家，代表作有《卡拉马佐夫兄弟》《罪与罚》《白痴》等。

发挥作用。在那儿，一个现实的任务在等待着音乐人和音乐爱好者。世界变得越来越小，人与人的距离越来越紧密，个人的空间也变得狭小，不论你是否愿意，事实就是这样。在生活中，对于普通大众来说，能够共同和谐生活在一起的状态变得越来越重要。音乐是一种每个人都能懂得的语言，它的价值是无可衡量的，它在沟通上胜于任何一种世界语，因为它能够深入人心，能够对人的下意识产生影响，而人的下意识又转过来对人的行为产生影响。在此，欧洲人负有特殊的责任：我们的作曲家们被允许在西方以多样化的形式，以及在和谐的基础上创造出艺术作品，这些艺术作品令其他文化的民族对我们羡慕不已，并给他们留下了无比深刻的印象。我们难道不应该树立一个好的榜样，以此表明，音乐不仅是训练有素的年轻演奏家们展现自己的场所，而且也不仅仅是在首映或节日里高雅社交氛围的营造工具。音乐应该是理解和情感教育的最佳手段，即"感性教育"。由此，我们又回到了《家庭音乐药房》这本书的初心。

满足感激的良好先决条件是对不言而喻或看似微不足道的东西表示感激，从爱德华·莫里克充满了深情的诗歌中，雨果·沃尔夫选出了一首莫里克将满足作为关键词的诗，为之谱了曲。诗歌的名称为《即使微小的东西也能让我们欢欣鼓舞》。

想想，橄榄是如此之小，

而它们的好处我们在寻求，

仅想想那玫瑰，它如此之幼弱，

而它的芬芳如你们所知，沁入心田。

　　有一种安静的，但引人注目的、富有哲学意味的宁静的满足感——最有自信心的满足感。除了莫里克之外，还有谁能够写出这首名为《隐蔽》的诗歌。在此再次推荐雨果·沃尔夫在他盛产的1888年所创作的这首歌曲（罗伯特·舒曼也曾有过类似的盛产之年）。

　　　　啊，世界，啊，就让我如此这般，
　　　　不要用爱的礼物作为引诱，
　　　　让这颗心独自享受
　　　　它的快乐，它的痛楚！

　　　　时常为没有意识到
　　　　将明快的喜悦从心里掏出，
　　　　它沉重地压迫着我，
　　　　欢愉填满了整个心胸……

　　歌唱者在唱到"欢愉"时表现出一种莫大的享受。随后诗人重复地恳求他应得到的满足——这也许就像住在木桶里的第欧根尼一样——我在此想将其跟我在结束中的第一个祝愿联系起来：在整体世界的分类中去获得满足。接下来还有第二个祝愿。

音乐是平衡白天和黑夜的艺术，也是平衡强壮和软弱、痛苦和欢乐、死亡和生存的艺术。当我们在这本书中最初相遇的时候，我既不能向你们许诺欢乐，也不能为你们推荐多愁善感，更不能建议你们去绝望。在高于你地位的人的引导下，采取现代灵活的辩证法去看待问题，这是我给予你们的第二个祝愿。

神啊！把你想要派遣的东西派遣过来吧，

无论是有关爱的还是痛苦的东西，

我很高兴两者都是从你的双手渗出。

无论你想用欢乐

还是你想用痛苦

都不能冲昏我的头脑，也不能令我沮丧，

在这两者中间

横躺着美好的谦逊。

凭借施瓦本[1]诗人的这种完美的平衡信条，再加之"沃尔夫的包装"，歌曲最初呈现出的是虔诚的，最后是兴高采烈的气氛。亲爱的音乐爱好者朋友们，《家庭音乐药房》终于要与你们说再见了。在此，我衷心地祝愿你们在生活上能获得满足感，能够去感受到不少于我们所谈到的乐曲所能提供给你们的满足。

1　施瓦本是德国巴伐利亚州的一个行政区，首府是奥格斯堡。